DE L'ÉQUARRISSAGE

SOUS LE RAPPORT

DE L'HYGIÈNE PUBLIQUE ET DE LA POLICE SANITAIRE VÉTÉRINAIRE

DE

L'ÉQUARRISSAGE

SOUS LE RAPPORT

DE L'HYGIÈNE PUBLIQUE

ET DE LA

POLICE SANITAIRE VÉTÉRINAIRE

PAR M. REYNAL

CHEF DE SERVICE DE CLINIQUE A L'ÉCOLE IMPÉRIALE VÉTÉRINAIRE D'ALFORT

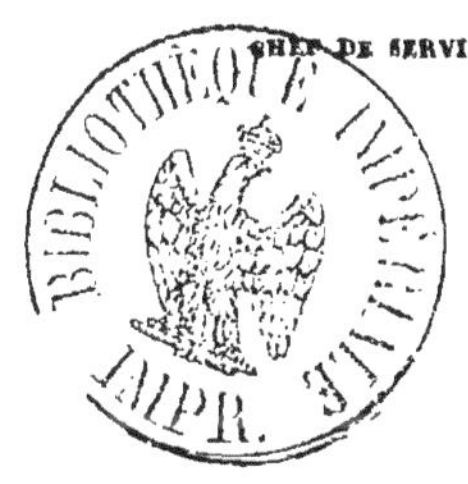

PARIS

IMPRIMERIE DE W. REMQUET ET Cie,

rue Garancière, 5.

—

1860

DE L'ÉQUARRISSAGE

Le mot *équarrissage* n'est pas très-ancien; on ne le trouve employé, dans les ordonnances de police, qu'au milieu du XVIIIe siècle, à la place de la dénomination d'*écorcherie*, généralement usitée avant cette époque. Son étymologie n'est pas bien connue; mais tout porte à croire qu'il a été emprunté au langage de la pêche maritime qui se sert du mot *équarrir* pour désigner l'action de dépecer la baleine.

On appelle aujourd'hui *clos* ou *chantiers d'équarrissage*, des établissements où l'on transporte les animaux morts par accident ou naturellement, et où l'on abat ceux qui sont hors de service. Lorsqu'ils ont été dépouillés et dépecés, les débris qu'ils fournissent subissent de nombreuses transformations et forment de nouveaux produits utilisés pour les besoins divers de l'industrie agricole et manufacturière.

Le mot *équarrissage* sert encore à désigner la série d'opérations qui sont pratiquées sur l'animal mis à mort pour tirer partie de ses dépouilles.

Historique. L'histoire des chantiers d'équarrissage est très-importante à connaître; les conditions de salubrité qu'ils doivent réunir, les travaux qu'on exécute dans l'intérieur de ces établissements, les ressources que l'industrie et le commerce retirent de leur exploitation, l'influence qu'ils peuvent exercer sur la santé des hommes et des animaux sont autant de questions dont l'étude mérite une sérieuse attention.

A toutes les époques, du reste, les chantiers d'équarrissage ont fait l'objet de la préoccupation des édilités préposées à la salubrité publique. On a pris, en effet, un grand nombre de dispositions pour empêcher qu'ils ne fussent établis dans l'enceinte des villes ou dans le voisinage des centres de population.

Pendant une longue période de temps, et malgré les défenses de l'autorité, non-seulement il y eut des *écorcheries* dans l'intérieur de Paris, mais encore les écorcheurs se livraient à leur industrie dans leurs propres demeures. C'est ainsi qu'une ordonnance de Charles VI, datée de 1416, prescrit de transporter les écorcheries hors de Paris, près des Tuileries-Saint-Honoré, sur le bord de la rivière. Cette ordonnance resta sans effet, car quelques années plus tard, il fut fait une nouvelle défense aux tueurs, aux écorcheurs et aux bouchers d'écorcher dans leurs maisons, dans l'intérieur de la ville, et ailleurs que dans les lieux assignés à cette destination.

Mais, soit faute d'exécution de ces ordonnances, soit tolérance ou défaut de surveillance, toujours est-il que les écorcheries reconnues ne servaient qu'exceptionnellement de voirie pour les animaux; on est du moins porté à le croire, car un arrêt du parlement du 20 octobre 1563 ordonna de nouveau aux tueurs et aux écorcheurs de sortir de la ville et des faubourgs. Cette défense fut renouvelée par des ordonnances en date du 21 novembre 1577, du 5 août 1667, par une sentence de police du 9 août 1698 et du 10 juin 1701 qui rappelle celle du 9 août 1698.

Montfaucon paraît avoir été créé vers l'année 1645; un arrêt du 19 novembre ordonne aux bouchers d'y transporter les débris et les immondices; quelques écorcheurs allèrent s'y établir comme cela semble résulter du texte de l'ordonnance du 5 août 1667 qui leur enjoint *de ne laisser aucune bête morte en dehors de leurs chantiers.*

Malgré l'installation de la voirie de Montfaucon, en dehors de Paris, l'équarrissage ne continua pas moins à se faire dans l'enceinte des murs de cette ville; on voit par les termes de l'ordonnance du 10 juin 1701 que des chiffonniers et des écorcheurs nourrissaient plus de deux cents chiens avec les débris de leur industrie. Mais ce qui prouve combien il a été difficile de détruire les abus contre lesquels s'était si souvent élevée l'édilité parisienne, c'est qu'elle dut faire rendre une nouvelle ordonnance le 14 juin 1706, et une sentence de police le 18 juillet 1727. Cette dernière enjoignait aux équarrisseurs de sortir de Paris dans l'espace de quinze jours, disant: « Que leur voisinage était devenu insupportable, que la graisse qu'ils conservaient et qu'ils faisaient fondre « corrompait l'air de tout le voisinage et que les vers qui s'en- « gendraient dans les produits de leurs établissements gagnaient « les maisons voisines et y causaient des incommodités inexpri- « mables. »

Le métier de dépouiller les bêtes mortes, exercé pendant plusieurs siècles par des chiffonniers ou par des hommes déclassés, était tellement passé dans leurs habitudes, dans leurs mœurs, dans leur manière de vivre qu'ils persistèrent, malgré cet avertissement, à le faire à Paris dans leurs propres habitations, comme cela résulte des ordonnances émanant de la police à la date de 1737, 1748 et 1754.

Jusqu'alors, il est vrai, l'inexécution des prescriptions n'avait encore donné lieu à aucune pénalité. Il faut arriver à 1752 pour voir condamner à une forte amende deux individus qui avaient jeté dans la rivière deux cadavres de chevaux, après les avoir écorchés. On trouve d'autres condamnations en 1760 et 1762, relatives à des équarrisseurs qui exerçaient leur profession dans l'intérieur de Paris.

On peut dire que c'est seulement à dater de cette époque que les chantiers d'équarrissage commencèrent à recevoir certaines améliorations importantes, sous le rapport de la salubrité.

L'industrie privée contribua, dans une certaine limite, à produire ce résultat. Elle comprit tout le parti qu'elle pourrait retirer d'une exploitation méthodique des débris d'animaux; aussi, en 1780, il se forma une compagnie représentée par un nommé Cholet, qui demanda et obtint le monopole de l'équarrissage; l'administration le lui concéda par une ordonnance du 31 mars de la même année.

A partir de cette époque, on ne se livra que d'une manière clandestine à l'équarrissage dans Paris; les chantiers, pour le plus grand nombre, furent établis à Montfaucon et à la barrière des Fourneaux. La police prescrivit diverses mesures sanitaires, notamment l'enfouissement des carcasses et des boyaux, lesquelles mesures, il faut le dire, furent le plus souvent éludées.

Les troubles politiques qui précédèrent 1789 annihilèrent en grande partie l'action de la police ; au milieu des préoccupations du moment, elle n'exerça qu'une faible surveillance sur les chantiers d'équarrissage et les autres établissements insalubres.

L'équarrissage s'établit de nouveau dans l'intérieur de Paris; un chantier important s'installa même près des murs d'enceinte, derrière la Salpêtrière, et provoqua de nombreuses plaintes de la part des habitants; l'autorité dut intervenir et rendit deux arrêtés : l'un du 27 floréal an VII, et l'autre du 4 fructidor, dans le but d'imposer certaines règles d'hygiène.

L'intervention de la police, dans cette circonstance, comme dans toutes celles où elle s'est manifestée, relativement à la réglementation de l'équarrissage, demeura sans effet; car on trouve un rapport de Huzard, du 11 juillet 1805, dans lequel il démontre les inconvénients, au point de vue de la salubrité publique, de ces établissements, et où il expose diverses mesures de nature à les faire disparaître. L'autorité ne dut pas en tenir encore compte, puisque, en 1810, on voit les mêmes plaintes se renouveler et provoquer la nomination d'une commission. Ses travaux eurent pour résultat, en 1811, la publication d'une ordonnance nouvelle du préfet de police, rappelant toutes les mesures sanitaires prescrites par les ordonnances antérieures.

Durant cette longue suite d'années, le métier d'équarrisseur ne fit aucun progrès. Les hommes qui l'exerçaient, inspirant à la masse un sentiment de répulsion, vivaient isolés du reste de la population et restaient étrangers au mouvement industriel qui se passait autour d'eux. Pendant longtemps ils ne tirèrent partie que de la peau et de la viande; les autres débris des cadavres étaient ou enfouis, ou brûlés, ou jetés dans la rivière, ou abandonnés à l'action destructive de l'atmosphère.

La graisse même, dont l'industrie retire aujourd'hui un si grand profit, n'a commencé à être utilisée qu'en 1750. (Girard, *Rapp. à l'Acad. des sciences*, 1780.)

Dans les conditions où se trouvaient placés l'équarrissage et les hommes qui l'exploitaient, on comprend que les ordonnances de police soient demeurées sans résultat; en effet, elles avaient pour but, bien moins de régulariser cette industrie utile, que de la cantonner dans un lieu déterminé et de lui imposer des obligations importantes, sous le rapport de la salubrité publique, mais que les gens du métier, dans leur inintelligence des choses de l'hygiène, dont eux-mêmes ne tenaient aucun compte, considéraient comme des entraves apportées au libre exercice de leur profession. De là naquit cette résistance aux injonctions et aux prescriptions de l'autorité, et dont elle n'a triomphé qu'à partir du jour où la science est venue à son aide, en démontrant les avantages que l'hygiène publique, l'industrie, le commerce et l'agriculture pouvaient retirer de l'exploitation rationnelle des clos d'équarrissage.

C'est à l'initiative privée que revient le principal mérite de l'organisation actuelle des clos d'équarrissage, et c'est aux progrès de la chimie, aux nombreuses applications de cette science aux arts et à presque toutes les industries, qu'on doit, dans les transformations diverses qu'on fait subir aujourd'hui aux matières animales premières, d'avoir concilié, dans une sage mesure, les intérêts industriels et commerciaux, avec ceux non moins sacrés de la salubrité publique.

Vers la fin du XVIIIe siècle, et surtout dans le commencement du XIXe, on entreprit de nombreuses études dans le but de tirer un meilleur parti des débris cadavériques. On vit alors des compagnies se former pour exploiter en grand l'équarrissage. C'est ainsi que, en 1812, MM. Payen, Pluvenel frères et Barbier obtinrent un brevet impérial pour l'assainissement des matières animales. En 1825, une société nouvelle, représentée par MM. Robinet et Dufort, demanda le monopole de l'équarrissage; dans leur mémoire, ils exposaient avec beaucoup de détail et d'exactitude les inconvénients qui résultaient, pour l'industrie et l'hygiène, de l'état actuel des choses. Enfin, en 1830, M. Payen adressa à la Société centrale d'agriculture une note sur les moyens les plus simples d'utiliser les animaux morts. Cette brochure, qui reçut une très-grande publicité, attira l'attention sur cette branche d'industrie jusqu'alors négligée. Mais ce sont surtout les recherches de Parent-Duchatelet, remontant à 1815, qui marquent une époque nouvelle dans l'histoire de l'équarrissage. C'est, en effet, aux travaux remarquables de ce savant hygiéniste qu'on doit, en grande partie, l'organisation actuelle de cette industrie, dans le département de la Seine et dans le voisinage des grandes villes. Ces travaux de Parent-Duchatelet seront toujours consultés avec fruit par les hommes qui voudront se livrer à l'exploitation des animaux morts, et par les administrateurs appelés à prononcer sur l'opportunité ou l'utilité de la création des établissements que cette exploitation comporte. On les trouve consignés dans les *Annales d'hygiène publique* (t. VIII, IX, XIII et XVI).

Les nombreux documents réunis par Parent-Duchatelet, les lumineux rapports qu'il communiqua au conseil de salubrité de la Seine, les applications diverses de la chimie qu'on fit à la désinfection des matières animales, exercèrent une influence décisive sur l'administration préfectorale de la ville de Paris. Elle entra résolûment dans la voie que la science venait d'ouvrir; elle installa l'équarrissage sur des bases nouvelles, transforma d'une manière complète les voiries d'animaux morts, et en fit des établissements industriels d'une grande importance, utiles à la salubrité publique et productifs à la fois pour celui qui les exploite et pour les finances de la ville.

Au nom de Parent-Duchatelet, il faut ajouter comme ayant contribué à perfectionner l'équarrissage, ceux de D'Arcet, de Buran, de Cambacérès, de Trébuchet, Chevalier, etc. Pour être vrai, il est juste de dire que quelques hommes plus modestes, de simples ouvriers, ont pris une part très-active à cette œuvre de transformation. Parmi eux, je me fais un plaisir de citer M. Désiré Macquart, dont l'autorité sera toujours invoquée, lorsqu'il s'agira de traiter une question se rattachant à l'équarrissage. Élevé dans le métier, doué d'un grand sens pratique, réunissant au plus haut degré toutes les conditions diverses qu'exige une semblable profession, la connaissant dans ses moindres détails, sous le double rapport commercial et industriel, c'est près de lui que les savants sont souvent venus puiser les éléments de leurs travaux et recueillir des renseignements indispensables pour contrôler les données de la théorie ; c'est également à sa grande expérience que l'administration s'est souvent adressée et s'adresse encore aujourd'hui, quand elle croit devoir intervenir dans les choses de la salubrité concernant l'équarrissage et l'utilisation des viandes altérées ou réputées insalubres; c'est à elle que j'aurai moi-même quelquefois recours.

Les considérations sommaires qui précèdent donnent, je crois, une idée suffisante des diverses transformations qu'ont subies les chantiers d'équarrissage.

On a vu que, pendant plus de deux siècles, ils n'étaient l'objet d'aucune surveillance, et formaient d'immenses cloaques, dans lesquels s'amassaient indéfiniment des débris de cadavres dont la décomposition putride répandait au loin une puanteur insupportable et malfaisante ; les ossements et les entrailles restaient épars sur le terrain, on ne les enfouissait pas ; les carcasses seules, au rapport du Huzard père, étaient brûlées tous les huit jours au nombre de 140 à 150 ; parfois on attendait qu'il y en eût 700 ou 800; on en formait d'immenses bûchers, où le feu trouvait un aliment pendant quinze jours. Tous les auteurs sont d'accord pour dire qu'il était impossible de se faire une idée de l'odeur dégoûtante qui s'en exhalait. Qu'on ajoute à ce tableau les myriades d'insectes qui pullulaient partout, durant les chaleurs de l'été, et le grand nombre de rats qu'entretenaient les matières animales, et on pourra se figurer combien de pareils établissements étaient insalubres et incommodes pour les habitants des localités environnantes.

Aujourd'hui tout est changé; grâce aux progrès de la chimie industrielle, à l'intervention intelligente de l'administration, au zèle éclairé des conseils de salubrité , aux soins qui président à leur organisation, à la surveillance constante dont ils sont l'objet, les chantiers d'équarrissage , comme le disent avec raison MM. Montfalcon et de Polinière, ramenés aux véritables termes de la question, ne sont autre chose que des abattoirs. (*Traité de la salubrité des grandes villes.*)

L'équarrissage comprend diverses opérations complexes, distinctes en apparence, mais tellement connexes les unes avec les autres, qu'il est difficile de les examiner séparément. Cependant, comme il est important qu'aucun des nombreux détails qui s'y rattachent n'échappent à nos investigations, nous diviserons cet article en plusieurs paragraphes dont le titre résume a l'objet dont ils s'occupent.

Dans le premier, je traiterai des conditions de salubrité que doit réunir un chantier d'équarrissage.

Dans le deuxième, je passerai en revue les manipulations diverses auxquelles les cadavres d'animaux sont soumis.

Dans le troisième, j'examinerai l'équarrissage sous le rapport de l'industrie et de l'agriculture.

Dans le quatrième, je l'envisagerai sous le point de vue de l'hygiène publique.

Dans le cinquième, j'étudierai l'équarrissage dans ses rapports avec la police sanitaire.

Dans le sixième, je chercherai à démontrer les avantages, dans certaines conditions particulières, de l'établissement de chantiers ambulants.

Dans le septième enfin, j'exposerai la législation qui régit actuellement l'équarrissage.

§ I. Conditions de salubrité des chantiers d'équarrissage.

Avant de parler du mode d'utilisation des différentes parties des cadavres d'animaux, il est important de faire connaître les conditions principales que doit réunir un chantier d'équarrissage, pour qu'il ne soit pas insalubre. Parent-Duchâtelet les a étudiées d'une manière spéciale, notamment dans son *Projet d'un clos central d'équarrissage pour la ville de Paris.* (*Ann. d'hyg. publiq.*) C'est d'après les règles et les préceptes formulés par cet auteur qu'ont été établis les ateliers de ce genre, construits dans les départements du Nord, de la Gironde, des Bouches-du-Rhône, etc. Je ne puis mieux faire que de les rappeler sommairement, en laissant à l'initiative des lecteurs le soin de les modifier suivant les localités, suivant l'importance de l'établissement, le nombre des animaux exploités, etc.

L'emplacement destiné à un clos d'équarrissage doit être choisi en dehors des villes, à la distance de 150 mètres environ de toute habitation, au voisinage d'une rivière dans le double but de pouvoir se procurer l'eau en quantité suffisante et de faciliter l'écoulement des matières animales; le système des égouts et de distribution des eaux, généralement mis en pratique aujourd'hui dans les grands centres populeux, rend facile le choix de l'emplacement des chantiers d'équarrissage. A la faveur de bassins et de tuyaux souterrains, on éconduit d'une manière rapide, et aussi souvent que cela est nécessaire, toutes les matières animales. Cet emplacement doit être soustrait aux regards des passants par un mur de clôture; son étendue ne peut être fixée d'avance; elle est naturellement subordonnée aux besoins de l'exploitation.

Dans le voisinage des petites villes et dans les campagnes, où l'équarrissage est peu important, on place ordinairement le chantier sur un terrain vague écarté ou au milieu d'une forêt ou d'un bois. Là, celui qui l'exploite établit quelques abris soit en planches, soit en maçonnerie; c'est sous un hangar ou en plein air qu'il dépouille les cadavres; à côté du hangar se trouve la chaudière pour l'extraction de la graisse; quand il n'existe pas de rivière ou de ruisseau dans le voisinage, l'eau chargée des principes putrescibles est conduite dans des puisards, ou bien elle disparaît par infiltration.

Tels sont les chantiers d'équarrissage qu'on trouve dans plusieurs localités de la province.

On conçoit que dans les grandes villes, où l'équarrissage se fait sur une vaste échelle, les établissements soient différemment disposés. C'est ce qui a été compris par les conseils d'hygiène publique qui, à l'exemple de Parent-Duchâtelet, ont tracé les règles de salubrité suivant lesquelles les ateliers de ce genre doivent être construits.

J'emprunte au *Dictionnaire d'hygiène publique et de salubrité* de M. Ambroise Tardieu, la description du chantier d'équarrissage de la plaine des Vertus qui est le plus important, et par la quantité des matières traitées, et par le genre de procédé suivi pour la transformation des débris putrescibles en produits utiles :

« Cet abattoir est situé près d'Aubervilliers, à égale distance de Paris à Saint-Denis, dans la direction N.-N.-E. L'établissement présente un carré d'environ 60 mètres de côté et ceint de murs, avec deux portes opposées, une pour l'entrée, la seconde servant à communiquer avec un bâtiment annexe disposé pour la dessiccation et le dépôt des engrais.

« L'enceinte est occupée principalement par des constructions symétriques qui présentent de chaque côté de l'une des portes : 1° un bâtiment oblong destiné à l'élaboration des débris; 2° un hangar parallèle couvrant les stalles de l'abatage; 3° un hangar attenant au mur de la clôture pour le dépôt momentané des bêtes vivantes et des produits divers à livrer au commerce.

« A droite et à gauche de la porte d'entrée s'élèvent les bâtiments d'habitation du contre-maître concierge et de l'inspecteur de police. A l'extrémité opposée sont placés, d'un côté un bâtiment contenant un générateur de vapeur de la force de trente chevaux et six réservoirs d'eau d'environ 1,700 mètres cubes chacun, alimentés par une petite machine à vapeur; de l'autre côté un magasin sur les parois duquel on fait sécher les peaux de chiens. Le fermier de l'établissement contrôle les animaux à l'entrée; les équarrisseurs payent un droit de 4 francs par tête de cheval; de plus, ils abandonnent la chair cuite dépourvue de la graisse, on leur fournit en échange les appareils nécessaires pour le traitement, l'eau et la vapeur d'eau. »

Parmi les conditions de salubrité qu'on doit rechercher dans les clos d'équarrissage, on voit que la première est la propreté qui dépend, avant toutes choses, d'une distribution d'eau surabondante. Parent-Duchâtelet, dont le nom doit toujours être invoqué dans une question de cette nature, en a fait connaître plusieurs autres qui sont très-bonnes à citer. Il veut :

« 1° Que les industriels ne fassent dans leurs établissements ni le travail des boyaux ni celui de la colle ;

2° Qu'ils n'y fassent ni composts ni asticots ;

3° Que tous les animaux abattus ou amenés morts soient traités assez rapidement pour qu'à la fin du jour il n'en reste aucun débris, afin que les abattoirs puissent être lavés à grande eau ;

4° Que les substances qu'on met en magasin soient telles qu'elles puissent être à l'abri de toute altération spontanée ;

5° Que les constructions projetées de l'établissement soient surveillées par un architecte commis par l'administration pour présider à l'exécution des conditions suivantes, imposées aux entrepreneurs :

6° Que les abattoirs soient dallés en pierres dures, et ces pierres imbibées de mastic hydrofuge jusqu'à refus ;

7° Que les ateliers où seront transportées et préparées les différentes parties des animaux, reçoivent un dallage semblable, ou au moins un pavé avec bain de ciment et de chaux hydraulique ;

8° Que des robinets partant d'un réservoir facilitent les moyens de lavage dans tous les lieux où ils seraient reconnus nécessaires ;

9° Que toutes les eaux provenant de l'établissement soient reçues dans un bassin construit à la manière des fosses d'aisance ;

10° Que ce bassin soit assez grand pour contenir toutes les eaux provenant des opérations d'une journée ; qu'il ne se vide pas par sa partie supérieure, mais seulement par sa partie inférieure ;

11° Que tout ce qui sortirait de ce bassin soit conduit à la Seine par un tuyau souterrain, lequel tuyau serait prolongé d'une longueur suffisante dans le lit de la rivière pour gagner le grand courant ;

12° Que ces eaux ne soient lâchées qu'à la fin du jour et dans le courant de la nuit ;

13° Que dans la construction des chaudières, de la cheminée et des fourneaux, on se conforme à tous les règlements qui régissent la matière, et que les foyers soient surtout disposés pour y brûler facilement et complétement toutes les vapeurs et toutes les émanations qu'on pourrait y diriger ;

14° Que des murs suffisamment élevés empêchent qu'on ne puisse voir du dehors ce qui se passe dans l'établissement ;

15° Qu'une double rangée de peupliers ou de tous autres arbres de futaies, plantés assez près les uns des autres, entourent de toute part la fabrique ;

16° Que les ouvriers ne puissent jamais franchir la porte de l'établissement avec leurs vêtements de travail ;

17° Que les voitures destinées à enlever les chevaux morts dans les écuries ou sur la voie publique soient couvertes exactement, le fond garni en zinc ou d'une matière étamée, et en tout temps lavées et tenues dans une telle propreté qu'elles ne répandent aucune odeur ;

18° Enfin (et par excès de prudence), on proposerait, en accordant la demande, de faire une réserve pour toutes les causes d'insalubrité et d'inconvénients non prévus.

§ II. Manipulations des animaux et des cadavres.

Ce ne sont pas seulement les cadavres qui sont exploités dans les clos d'équarrissage, on y conduit encore les animaux vivants, mis hors de service par l'âge ou par des infirmités et ceux atteints de maladies incurables.

Les animaux vivants sont abattus ordinairement le soir pour être dépecés le lendemain matin. Il serait préférable, ainsi que le prescrivent Parent-Duchâtelet et le conseil de salubrité de Marseille, que tous les sujets fussent abattus et équarris dans la journée, pour qu'il fût possible dans la soirée de laver les lieux à grande eau. La plupart des auteurs parlent de quatre procédés, suivant lesquels les animaux seraient abattus.

Le premier consisterait à insuffler de l'air dans les veines, et le deuxième à opérer la section de la moelle épinière, en enfonçant un instrument très-aigu entre la tête et la première vertèbre du cou. Ces deux procédés ne sont presque jamais employés par les équarrisseurs, parce que l'un, l'insufflation, est incertain dans ses effets, l'animal pouvant résister souvent à l'action d'une grande quantité d'air introduite dans ses veines; et que l'autre exige de la part de l'ouvrier beaucoup d'adresse et d'habileté; et comme en raison de la rapidité avec laquelle le cheval tombe sur le sol, il pourrait occasionner quelques accidents, on ne l'emploie que très-exceptionnellement pour satisfaire la curiosité des spectateurs.

La section des vaisseaux est le procédé le plus généralement employé; il consiste à enfoncer un long couteau dans le poitrail de l'animal, de manière à venir couper le tronc aortique et les autres gros vaisseaux qui se trouvent à l'entrée de la poitrine. Immédiatement le sang coule en abondance, le cheval chancelle, tombe et meurt au milieu de convulsions comme tétaniques.

L'assommement constitue le quatrième moyen d'abatage ; pour le mettre en pratique, on bande les yeux de l'animal avec des œillères, un mouchoir, ou simplement avec le licol de tresse, et on applique un vigoureux coup de massue sur le crâne. Ce procédé est le plus souvent combiné avec le précédent, c'est-à-dire qu'on assomme d'abord le cheval, et qu'on le saigne ensuite.

Les cadavres, dans les grandes villes, sont enlevés par les équarrisseurs, qui sont munis à cet effet d'une charrette de forme particulière et ayant assez de rapport avec un tombereau, dont les dimensions en longueur l'emportent sur les dimensions en hauteur.

Cette charrette est montée sur deux roues peu élevées ; la caisse est bien planchéiée, elle porte à sa partie postérieure une espèce d'avance qui lui permet de toucher plus facilement terre, de manière à former un plan incliné; à sa partie antérieure, elle est pourvue d'un treuil mû par une manivelle. A l'aide de ces deux puissances et de l'inclinaison en arrière de la voiture, le chargement des cadavres se fait facilement par une seule personne , à cet effet, on passe une corde dans la queue au moyen d'une incision; on l'arrête par un nœud très-solide, dit *nœud d'équarrisseur;* on place l'arrière de la voiture sous la croupe du cheval, la traction exercée sur la manivelle du treuil engage progressivement le cadavre dans la caisse de la charrette ; les membres sont appuyés sur les ridelles qui sont plus basses et qui vont en mourant de la partie antérieure à la partie postérieure, afin de faciliter le glissement.

Lorsque le cadavre est chargé, on le couvre avec de la paille ou avec une bâche de manière à le soustraire aux regards des passants, durant le parcours suivi pour le transport au clos d'équarrissage. Là on enlève la peau et on dépèce le cadavre pour rendre plus faciles les opérations auxquelles les produits divers qu'il fournit seront ultérieurement soumis.

Manière de dépouiller et de dépecer les animaux. Pour enlever la peau d'un cheval, l'ouvrier le place sur le dos, et le maintient dans cette position soit en contournant l'encolure de manière à placer la tête contre l'épaule, soit en mettant une pierre ou un corps quelconque sur le côté du corps; il pratique ensuite une incision qui part de l'espace intermaxillaire et se prolonge jusqu'à l'anus, en suivant le bord inférieur de l'encolure et le plan médian de la poitrine et du ventre. Il dirige ensuite une incision à la face interne des quatre membres, dans le sens de leur longueur, laquelle incision rencontre celle du tronc à angle droit, et s'arrête dans le pli du paturon près du sabot où la peau est coupée circulairement. L'ouvrier dépouille ensuite, successivement, la région de l'abdomen, de la poitrine, de l'encolure, les membres et les parties latérales du corps ; pendant cette opération, il a soin de diriger le tranchant du couteau du côté des muscles pour ne pas entamer la peau. Lorsqu'elle est détachée d'un côté, on retourne le cadavre pour en faire autant du côté opposé ; on coupe près de la racine la queue qui reste adhérente à la peau ainsi que les oreilles et la presque totalité des lèvres ; les pieds munis des sabots et des tendons fléchisseurs sont détachés à l'articulation du genou et du jarret ; on ménage les parties tendineuses qui demeurent fixées à la région détachée.

La peau et les pieds enlevés, les membres postérieurs sont désarticulés à l'articulation coxo-fémorale, de telle sorte que les muscles soient coupés le plus près possible de leur insertion au bassin; puis ensuite on sépare avec la plus grande précaution les masses musculaires de tous les os, sans exception, afin que, lorsque les viscères et le diaphragme sont enlevés, le cadavre se trouve presque réduit à l'état de squelette.

Le cheval étant ainsi dépouillé et dépecé, il faut connaître les transformations que subissent ses débris et le parti qu'en tire l'industrie. Les considérations qui s'y rattachent trouveront leur place dans le paragraphe suivant.

§ III. De l'équarrissage au point de vue industriel et agricole.

Pendant longtemps, les matières premières provenant des animaux morts étaient en grande partie perdues pour l'industrie; dans la plupart des petites villes, dans les campagnes, les cadavres étaient enfouis, après l'enlèvement de la peau, et souvent même sans être dépouillés. Ce n'est que dans les grandes villes que l'équarrissage était exploité par quelques industriels qui, à l'aide de moyens très-imparfaits, en retiraient divers produits qu'ils livraient avec bénéfice à l'industrie. Mais depuis une trentaine d'années, ainsi que je l'ai dit dans les considérations historiques qui précèdent, on a compris l'importance d'utiliser avec avantage les cadavres et les animaux hors de service. Et tel est aujourd'hui le degré de perfection auquel est arrivé l'équarrissage, qu'il fournit les matières premières à diverses industries, un excellent engrais pour l'agriculture et une alimentation substantielle et économique pour les porcs et la volaille.

Tous les grands chantiers d'équarrissage sont pourvus d'appareils spéciaux destinés à opérer la transformation des débris cadavériques.

La cuisson est la première opération qu'on leur fait subir. A l'abattoir de Paris, elle se pratique dans des chaudières représentées par de grands cylindres de fonte verticaux, munis d'un double fond intérieur en tôle percée, et de deux larges ouvertures l'une supérieure, l'autre latérale débouchant un peu au-dessous du double fond. Le chargement de la chaudière s'opère par la tubulure inférieure en introduisant et en refoulant les quartiers et les carcasses avec des fourches. Pour que la cuisson puisse se faire d'une manière convenable, on ne doit y mettre à la fois que les débris de quatre à cinq cadavres ; l'ouverture est ensuite fermée par un obturateur, avec une vis de pression ; la tubulure d'un larmier est aussi hermétiquement close et l'on met alors la cavité inférieure du double fond en communication avec le générateur de la vapeur ; la vapeur passe par les trous du diaphragme et vient traverser tout le chargement, pour aller se condenser dans la partie supérieure des cylindres, après avoir cuit les parties charnues.

La cuisson complète exige de huit à neuf heures; au bout de ce temps, on interrompt la communication du générateur avec la partie inférieure du cylindre pour l'établir au contraire avec la partie supérieure. Le bouillon résultant de la condensation de la vapeur redescend alors dans le double fond avec la graisse liquéfiée. Après un temps de repos, on ouvre un robinet tout à fait inférieur et on laisse écouler le bouillon dans une rigole qui le conduit à la rivière.

Lorsque la graisse apparaît à la surface, on la reçoit dans des vases de tôle, d'où on la transvase dans des barils pour la livrer ultérieurement à des industries diverses.

La rigole présente, avant de sortir de l'établissement, un petit bassin de retenue où l'on rassemble la graisse qui a pu être entraînée, par le bouillon, au moment de l'écoulement.

Quand la graisse a été recueillie, on débouche la grande tubulure inférieure et l'on fait sortir les résidus que présente la viande cuite et dégraissée et détachée de ses os. Ceux-ci sont triés à la main et réunis pour être livrés aux fabriques de noir animal et de produits ammoniacaux. Les chairs cuites sont portées sur une presse dont l'action chasse encore une certaine quantité de graisse de qualité inférieure.

En sortant de la presse, le mélange de chair cuite et de petits os est passé dans une machine à hacher pour diviser les matières et les préparer à la dessiccation ; ces débris sont ensuite mélangés avec le crottin extrait des intestins des animaux abattus, puis étendus sur des claies que l'on dispose les unes au-dessus des autres dans de vastes étuves traversées par un courant d'air chauffé au générateur. Lorsque la dessiccation est complète, la matière ainsi préparée ne répand plus aucune odeur. On la réduit en poudre dans un moulin, et c'est sous cette forme qu'elle est livrée à l'agriculture. Cette matière animale constitue un engrais très-recherché.

Les cadavres des animaux morts ou sacrifiés ne peuvent pas être toujours traités suivant le mode que je viens d'indiquer ; car il exige un local spécial, des appareils particuliers, un personnel entendu ; et, en outre, une mise de fonds importante et des frais généraux considérables qui enlèveraient tout le bénéfice d'une exploitation limitée à un petit nombre d'animaux. Aussi, dans les chantiers d'équarrissage de province, on a recours à un moyen plus simple et plus économique, qui consiste à enlever d'abord la peau du cadavre, à la faire sécher, ou à la livrer fraîche au tanneur ; les membres séparés au genou et au jarret, avec leurs cordes tendineuses, sont vendus à des industriels qui en retirent de la gélatine et d'autres produits dont il sera question ultérieurement. On sépare les masses musculaires les plus volumineuses pour leur donner une destination dont il sera aussi parlé ailleurs. On détache avec soin, à l'aide d'un couteau, la graisse infiltrée dans le tissu cellulaire sous-cutané, sur les côtes, le dos et le bord supérieur de l'encolure, dans les intervalles des muscles, autour du cœur, des intestins, des reins, dans l'épaisseur des parois inférieures de l'abdomen ; coupée en petits fragments, elle est soumise à l'action du feu dans une marmite ou dans un chaudron. Pendant l'ébullition, on a soin d'exercer une pression sur les fragments de tissu adipeux pour extraire toute la graisse contenue dans les cellules ; on retire ensuite avec une écumoire les crétons, on les met égoutter, parfois on les exprime dans une toile de fil, ou on les soumet à l'action d'une presse.

Les os des membres et du tronc en partie décharnés sont souvent abandonnés en plein air et vendus quand ils sont secs à des fabricants de noir animal. Dans certaines contrées, les équarrisseurs les enfouissent dans la terre avec les intestins. Dans d'autres, là surtout où il meurt rarement des animaux, on enlève la peau et la graisse , quelquefois la peau seulement, et on enterre le cadavre ou on le charrie au milieu d'un bois ou d'un terrain vague. C'est ainsi que procèdent souvent les propriétaires dans les campagnes quand ils perdent un animal.

Depuis que l'industrie agricole et manufacturière utilise les produits des animaux morts, il s'est établi dans plusieurs localités des chantiers d'équarrissage; mais comme l'autorisation n'en est accordée qu'avec difficulté, en raison de la mauvaise odeur qu'ils répandent au loin, les intéressés ont dû se conformer aux prescriptions particulières tracées par les conseils de salubrité, qui recommandent de traiter les cadavres par la cuisson en vase clos.

Il ne faut pas croire, cependant, que ce mode de cuisson empêche seul la mauvaise odeur qu'exhalent les matières animales; on doit encore mettre en pratique les autres règles hygiéniques dont il a été question plus haut. Ainsi, à l'abattoir de la plaine des Vertus, où les cadavres dépouillés sont mis dans de grandes chaudières, la désinfection est loin d'être complète; l'outillage est en si mauvais état, il est si mal entretenu, la propreté intérieure générale laisse tant à désirer, que l'odeur est encore très-pénétrante et très-incommode pour les passants. On regrette même que dans le voisinage de Paris, où le nombre d'animaux livrés à l'équarrissage est considérable, on ne trouve pas un établissement modèle, construit d'après les règles de l'hygiène et de nature à figurer avec honneur à côté des établissements nombreux que l'édilité parisienne a élevés en vue de la salubrité publique.

Ce n'est pas dans un article de dictionnaire, dont le cadre est nécessairement restreint, qu'il m'est possible d'indiquer avec tous les détails que ce sujet comporte, quel devrait être le plan d'un abattoir pour l'exploitation des animaux morts ou abattus pour cause de maladies contagieuses; je me bornerai à dire ici qu'un établissement de ce genre devrait se trouver situé près de la Seine, ou d'une rivière, ou d'un cours d'eau, ou tout au moins d'un lieu où il serait facile d'établir des égouts, de manière à conduire dans un grand courant d'eau les matières animales entraînées par le lavage des murs et du sol.

L'eau dans l'abattoir actuel des Vertus est distribuée avec trop de parcimonie; dans les cours surtout où les cadavres sont dépouillés et dépecés, il devrait y avoir de nombreuses bornes-fontaines à la disposition et à la portée des ouvriers; si on a reconnu l'utilité pour la santé publique de distribuer de l'eau à certaines heures du jour de manière à nettoyer les rigoles des rues de Paris et à les arroser, à plus forte raison cela devrait se faire dans un chantier d'équarrissage.

Les locaux affectés à la cuisson de la viande, à la dessiccation et la division des chairs, les magasins destinés au dépôt des matières animales pulvérisées, les lieux où s'opère le mélange de ces matières avec la poudrette et autres substances, les cours où se trouvent accumulés les fumiers au milieu desquels, contrairement aux règlements, on dépose en partie les intestins des cadavres, celles où se fait la dessiccation des peaux de chiens ou de chats, étendues sur des planches ou fixées sur des murs; tous ces locaux, disons-nous, ne réunissent à l'abattoir des Vertus aucune des conditions exigées par l'hygiène la plus élémentaire. Si cette question, qui intéresse à un si haut degré la salubrité publique, attirait l'attention de l'édilité parisienne, je ne doute pas qu'on ne vît bientôt s'élever dans une localité bien choisie un établissement où l'air et la lumière circuleraient sous de vastes hangars construits sur le modèle, par exemple, de ceux des halles centrales; l'outillage intérieur, notamment les chaudières pour la cuisson des viandes en vase clos, la machine à vapeur et les appareils accessoires seraient construits d'après un ordre d'idées différent de celui qui a inspiré ceux qui existent aujourd'hui.

L'art du constructeur et la chimie fourniraient certainement les indications les meilleures pour détruire tous les élements d'insalubrité inhérents à ce genre d'industrie. Je dois même signaler les tentatives faites par un savant distingué, M. Seguin, pour établir un nouveau système d'utilisation qui peut s'appliquer en même temps aux matières fécales et aux débris d'animaux. Il consiste à dessécher, au préalable, les matières premières et à les décomposer ensuite dans de grandes cornues en fer analogues à celles que l'on emploie pour la fabrication du gaz de houille; au rapport de M. Tardieu, M. Seguin obtenait, comme résidu, du charbon animal et dégageait du gaz d'un pouvoir éclairant considérable.

M. Tardieu fait observer avec raison que le système de M. Seguin présente deux inconvénients principaux, le premier c'est de dessécher autant que possible les matières premières, et le second de purger complétement les gaz des produits sulfurés qu'ils contiennent dans une proportion considérable. (*Dict. d'hyg. publiq.*) Mais, à mon sens, ce système présente un inconvénient plus radical, celui de l'association des matières fécales et des débris d'animaux. Sous leur état primitif ou lorsqu'ils ont été transformés, ces deux produits ont reçu des destinations si diverses; l'industrie, l'agriculture et le commerce tirent de leur emploi un parti si utile, qu'il y a, je crois plus d'inconvénients que d'avantages à traiter ensemble ces deux matières premières.

Le progrès réel, selon moi, consisterait à réunir l'équarrissage de tous les animaux dans le même lieu, d'y construire des bâtiments dans l'ordre d'idées que j'ai exposées plus haut, et au lieu de transporter les os d'un côté pour faire le noir animal, les peaux de l'autre pour les tanner, les graisses ailleurs pour subir des élaborations nouvelles, et ainsi de tous les autres produits, il serait bien préférable (sous le rapport de l'hygiène publique cela paraît incontestable) et peut-être économique pour les industriels, de grouper, dans un même endroit, sinon tous, du moins les principaux établissements qui traitent les matières animales.

Le conseil de salubrité de la Seine-Inférieure a donné son approbation à un projet de ce genre, présenté par le docteur de Lachauberie; j'ignore s'il a été exécuté; quoi qu'il en soit, tel qu'il l'avait conçu, ce projet devait renfermer un atelier d'équarrissage, un laboratoire, où seraient établis des appareils propres à rendre imputrescibles toutes les matières animales, aussitôt après leur entrée dans l'atelier, une fabrique de gélatine, une fabrique de noir animal, une fabrique de prussiate de potasse, une fabrique de chlorhydrate d'ammoniaque. (*Traité de salubrité.*)

On a pu voir, par les considérations qui précèdent, que l'équarrissage a une importance réelle; mais, pour en démontrer l'utilité d'une manière plus évidente, je vais passer succinctement en revue l'emploi que l'on fait aujourd'hui des débris des animaux et des produits divers qu'ils fournissent à l'industrie et à l'agriculture.

A. USAGES DIVERS DES DÉBRIS DES ANIMAUX.

1° *Usage de la chair pour la nourriture de l'homme.* A diverses époques, notamment aux époques signalées par la cherté des subsistances, on s'est demandé si la chair des grands animaux morts ou abattus ne pouvait pas servir à la nourriture de l'homme.

On comprend que l'examen de cette importante question alimentaire ne peut trouver place ici; cependant je crois devoir, à l'occasion de l'équarrissage, exposer quelques considérations sommaires sur l'usage qu'on s'est proposé de faire de la chair du cheval.

L'idée de la faire entrer dans la consommation publique n'est pas nouvelle; dès les temps les plus anciens elle a été agitée et pratiquement étudiée, et on sait qu'il y a aujourd'hui plusieurs contrées en Europe où cette chair serait consommée, et où la vente en serait autorisée et surveillée par l'autorité. Chaumet en 1803 (*Annales d'hyg. publ.*, 1832); M. Villeroy en 1829 (*Mém. de l'Acad. de Metz*); M. Payen en 1830 (*Mém. de la Soc. cent. d'agric.*); Parent-Duchâtelet (*Ann. d'hyg. publ.*, 1832). M. Verheyen, en 1847, dans un savant mémoire lu à l'Académie royale de Bruxelles; et enfin M. Geoffroy Saint-Hilaire, dans le cours qu'il professe au Muséum, et dans ses *Lettres sur l'alimentation avec la viande de cheval* (1856, Paris), ont mis en évidence les ressources que cette viande peut offrir à la consommation publique.

A cette même époque, M. Renault, préoccupé plus particulièrement du côté pratique de cette importante question, entreprit « une série de recherches, ou plutôt d'expérimentations, de nature à fixer l'opinion et à édifier le public sur le goût et sur la valeur alimentaire de la chair du cheval (*Rec. vét.*, 1856). » Le but que s'était proposé le savant inspecteur des écoles vétérinaires fut grandement atteint.

L'exemple qu'il avait donné en faisant consommer sur sa propre table de la chair de cheval, et en faisant distribuer cette chair dans la commune d'Alfort, à tous les habitants qui en réclamaient, lorsqu'on abattait à l'École un *cheval de boucherie*, cet exemple, disons-nous, fut bien vite imité, à Paris d'abord, puis à Toulouse, à Lyon, à Châlons et dans plusieurs grandes villes de France, où les repas de cheval eurent alors un grand retentissement. Le résultat de ces essais pratiques, tentés sur une très-grande échelle, fut des plus satisfaisants. Les préventions et les répugnances du plus grand nombre furent vaincues; il fut reconnu et proclamé par presque tout le monde que la viande de cheval était *man-*

geable, qu'elle était bonne, salubre et très-propre à entrer dans la consommation.

Pour être juste je dois rappeler que cette question de subsistance avait attiré depuis longtemps l'attention du conseil de salubrité de la Seine et de l'administration de la préfecture de police de Paris.

On savait que, de temps immémorial, des masses considérables de viande de cheval entraient clandestinement dans Paris et étaient consommées chez des gargotiers des quartiers les plus pauvres ; la police ne l'ignorait pas, mais elle avait été impuissante à l'empêcher. A certaines époques même, et *afin de prévenir les maladies que l'usage de pareille chair ne pouvait manquer d'occasionner* (*sic*), elle en défendit la vente par des ordonnances successives, dont la première porte la date du 11 septembre 1739. Cette interdiction fut renouvelée par une ordonnance du 19 mars 1762, et par celle du 31 mars 1780, relative à l'établissement d'un clos d'équarrissage (Parent-Duchâtelet, *Ann. d'hyg. publ.*, 1832), et par l'art. 9 de l'arrêt du conseil d'État du roi du 16 juillet 1784.

Malgré cette défense, la viande de cheval continua d'une manière clandestine à entrer pour une partie plus ou moins grande dans la consommation publique. Toutes les fois même que la cherté des vivres mettait les classes pauvres aux prises avec la misère et les privations, la police n'a pu en empêcher l'usage; cela s'est vu en 1803, 1811, 1817, 1847 et 1856. C'est aussi à ces époques que cette question d'alimentation spéciale, abandonnée par les temps d'abondance, a été remise à l'étude.

En 1803 et en 1811 elle fut même traitée administrativement, en suite d'un rapport fait au conseil de salubrité par Cadet, Parmentier et Pariset. Ces hommes éminents demandaient que la vente de la chair du cheval fût tolérée, *que l'on établît pour cela un abattoir affecté spécialement à l'équarrissage et que l'on désignât des lieux où cette viande serait vendue après avoir été journellement inspectée et reconnue saine par les agents de police.*

En 1825, une commission nouvelle, prise également dans le sein du conseil de salubrité, émit des opinions semblables à celles de la commission de 1811, relativement à l'usage de la chair de cheval. Il faut dire qu'elles ont toujours été partagées par les vétérinaires, par les hygiénistes et par tous les hommes qui font du bien public l'objet de leurs études.

Malgré l'autorité de noms aussi recommandables, l'administration ne voulut pas permettre le débit de la viande de cheval, soit par les équarrisseurs, soit par des bouchers spéciaux. Elle se basa surtout sur les considérations d'hygiène publique qu'un savant administrateur de la préfecture de police, Masson, opposa aux conclusions du rapport du conseil de salubrité. Tout en admettant que l'usage de cette chair ne peut nuire à la santé, il fit valoir, en faveur de l'interdiction, le préjugé enraciné dans l'esprit de la classe ouvrière ou pauvre contre la viande de cheval. Il redoutait l'animadversion publique, les clameurs même de la partie de la population à laquelle elle serait plus particulièrement vendue; il exprimait aussi la crainte que, s'il venait à se manifester quelque maladie, on ne l'attribuât à la substance nouvelle introduite dans l'alimentation.

Les objections de Masson prévalurent, malgré l'avis favorable du conseil de salubrité, et elles formèrent la base de l'ordonnance de police de 1811, qui réitère la défense antérieurement faite de débiter la viande de cheval.

Le rapport de Masson ne resta pas sans réponse : Parent-Duchâtelet en réfuta les conclusions; il persista à penser que l'administration agirait sagement en autorisant la vente de cette viande, dont le peuple, ajoutait-il, se nourrit dans des temps de nécessité, soit à son insu, soit en la prenant lui-même sur le premier cheval venu.

L'idée de faire entrer la chair de cet animal dans la consommation, abandonnée dans les temps d'abondance, a été constamment reprise dans les périodes de crise. On peut en acquérir la preuve en lisant les travaux de MM. Payen, Verheyen, et ceux plus récents de M. Renault, de M. Geoffroy Saint-Hilaire, de M. Blatin. (*Bull. de la Soc. protect.*, 1856.)

L'autorité de ces hommes recommandables, les excellentes intentions qui les dirigeaient, les nombreux essais qu'ils avaient tentés, éveillèrent l'attention de la haute administration.

En 1856, Son Exc. M. le ministre de l'agriculture et du commerce soumit à l'examen du conseil de salubrité de la Seine la question de savoir s'il y avait des avantages ou des inconvénients à autoriser dans une certaine limite la consommation de la viande de cheval.

MM. Huzard et Vernois, chargés de la rédaction du rapport, proposèrent de répondre à M. le ministre qu'on exagérait, sans doute, les avantages qu'on attend généralement de cette vente, mais qu'ils n'entrevoyaient « pas des inconvénients de nature « à faire surgir des motifs suffisants pour empêcher un essai, si « l'administration jugeait qu'il fût opportun d'en tenter. »

Cette conclusion, si timidement exprimée par le conseil de salubrité de la Seine, ne fut pas pour le moment prise en considération.

On a beaucoup critiqué cette hésitation de l'administration supérieure, on lui a même reproché d'être réfractaire au progrès; mais après un mûr examen de la question, on la trouvera moins répréhensible qu'on ne pourrait le croire tout d'abord. En effet, on a bien démontré que la viande de cheval était bonne, saine, qu'elle contenait même, selon Liebig, plus de créatine que celle du bœuf, mais on n'a pas établi que le débit dans les étaux offrît quelques avantages économiques. Administrateur, c'est ce côté de la question qui m'aurait le plus préoccupé et qui a peut-être également préoccupé l'administration.

Effectivement, si on se place à ce point de vue, on arrive à cette conclusion que le nombre de chevaux susceptibles d'être livrés à la consommation est trop petit pour qu'il soit possible, même dans une grande ville, d'alimenter économiquement une boucherie.

En 1857, la question fut de nouveau agitée dans le sein du conseil de salubrité de la Seine, en suite du renvoi, par M. le préfet de police, d'une demande faite par le docteur X.... pour obtenir l'autorisation d'ouvrir quatre boucheries spécialement affectées à la vente de la viande de cheval.

M. Huzard et M. Vernois exposèrent, avec beaucoup de raison et avec un grand sens pratique, que les chevaux, par leur nature, ne sont pas des animaux de boucherie, qu'on ne les élève pas pour cette destination; que le plus grand nombre sera écarté de la consommation par les maladies contagieuses auxquels ils sont très-sujets; qu'enfin on a exagéré la quantité de viande qu'ils pouvaient fournir à la consommation publique; mais, ajoute le rapporteur M. Vernois, « toute considération théorique disparaît « devant la demande de mise en pratique du débit de la viande de « cheval; aussi conclut-il qu'il y a lieu d'accorder à M. le docteur « X.... l'autorisation qu'il a sollicitée. » (Vernois, *Traité pratique d'hyg. indust. et admin.*)

Conformément aux conclusions favorables du conseil de salubrité, M. le préfet de police a délivré la permission d'ouvrir une ou plusieurs boucheries de viande de cheval.

Quatre années se sont écoulées depuis que cette autorisation a été accordée, et je ne sache pas que le docteur X.... ait encore ouvert un étal.

Si mes informations sont exactes, la difficulté de l'approvisionnement d'une manière économique aurait fait renoncer au projet de vendre, sous la surveillance de la police, la viande de cheval pour la nourriture de l'homme, car, dans l'hypothèse où le débit serait autorisé, il n'est pas admissible qu'on puisse permettre, comme le veulent MM. Payen et Geoffroy Saint-Hilaire, de faire consommer la chair de tous les animaux morts de n'importe quelle affection. D'après les documents fournis par Damoiseau et Huzard à Parent-Duchâtelet, en 1832, on livrerait annuellement aux équarrisseurs 12,775 chevaux. M. G. Saint-Hilaire porte ce chiffre à 16,000; mais M. Macquart m'a assuré qu'il s'élevait à peine à 11,000. Sur ce nombre, les deux tiers environ, soit 7,332, meurent de maladies, ou sont abattus pour cause de morve et de farcin; il faut donc les soustraire du chiffre 11,000, comme impropres à la consommation de l'homme. Parmi les 3,668 restants figurent les chevaux réformés par suite d'infirmité, d'usure ou de vieillesse. Ceux-là seuls pourraient paraître à l'étal d'une boucherie régulièrement établie. Mais tel est l'état de maigreur du plus grand nombre, que ces 3,668 chevaux fourniraient au plus 500,000 kilogrammes de viande nette. J'ai pesé la chair d'une vingtaine de ces animaux pris au hasard parmi ceux que M. Macquart conduit à l'École pour les besoins du service; le poids en viande nette a varié entre 100 kilogrammes, minimum, et 175, soit en moyenne 137 kilogrammes. M. Geoffroy Saint-Hilaire évalue la quantité de viande que le cheval pourrait fournir à la consommation à 3,584,000 par an, ou à 9,819 kilogrammes par jour pour Paris, et à plus de 50,000,000 par an pour la France entière.

Ces chiffres sont évidemment très-exagérés, car en estimant à 203 kilogrammes le rendement maximum, en viande nette, d'un cheval, ainsi que l'admet M. Payen (*loc. cit.*), il faudrait pour les atteindre qu'il mourût ou qu'on sacrifiât à Paris 16,000 chevaux et dans les départements 246,305 chevaux. Or, la population chevaline de Paris n'est évaluée qu'à 76,000 environ, et celle de la France à 3,000,000.

Raisonnons avec le chiffre de la mortalité de Paris porté à 16,000 par M. Geoffroy Saint-Hilaire, et seulement à 11,000 par M. Macquart. Bien que l'évaluation faite par ce dernier me paraisse plus exacte, je prendrai la première; j'accepterai même, comme étant exact, le rendement de 224 kilogrammes, bien qu'il soit supérieur de 41 kilogrammes au rendement moyen obtenu par M. Payen, de 19 kilogrammes à celui indiqué par M. Colin (*Physiologie*, t. II), et de 89 kilogrammes à celui résultant des pesées que j'ai faites. En procédant de cette manière, M. Geoffroy Saint-Hilaire obtient bien une moyenne de 9,819 kilogrammes de viande par jour; mais il faut faire remarquer que le calcul de ce savant comporte les chevaux morts de maladies contagieuses et non contagieuses et abattus pour infirmité, vieillesse ou usure. Or, je ne comprends pas qu'on puisse proposer sérieusement de faire servir à la nourriture de l'homme les animaux morts, et je comprends plus difficilement encore qu'une administration puisse froidement examiner la question de savoir s'il y a lieu de permettre la vente de la viande provenant d'animaux morts. Je n'ignore pas que les chairs putréfiées données aux animaux carnassiers n'ont produit aucun accident; les expériences de M. Renault dont j'ai été le témoin, le prouvent; mais inférer de là que cette viande sera également innocente, ingérée dans l'estomac de l'homme, c'est faire une induction forcée; car il n'est pas encore démontré que l'usage continu d'aliments altérés n'exerce aucune influence fâcheuse sur la santé publique.

Ces considérations étant posées, il est facile de reconnaître que les données de M. Geoffroy Saint-Hilaire sur la quantité de viande de cheval que Paris pourrait offrir à la consommation, ne sont pas exacts; du chiffre de 16,000 représentant les pertes de toute nature, maladie ou réforme, il faut déduire le chiffre 10,000 représenté par les deux tiers des chevaux morts ou abattus pour morve ou farcin. Ce nombre n'est pas exagéré, il m'a été fourni par M. Macquart, et j'ai pu le contrôler par les observations faites dans les hôpitaux et dans les régiments où la mortalité déterminée par ces maladies, s'élève à la moitié environ. Ainsi, l'armée, en 1855, a perdu 3,705 chevaux: sur ce nombre, 1,544 ont été abattus pour la morve ou le farcin. (*Mém. et observ. sur l'hyg. et la méd. vétér.*, t. IX.) On ne pourrait donc pas dans Paris faire servir à la nourriture de l'homme 16,000 chevaux comme le veut M. Geoffroy Saint-Hilaire, car en admettant qu'on établisse des boucheries, la police écartera de la vente les deux tiers de ces animaux pour les motifs indiqués plus haut; la proportion de la viande mangeable, d'après les observations de ce savant, portée à 9,819 kilogrammes par jour, se trouvera réduite à 3,243 kilogrammes. Je ferai remarquer que cette quantité n'est obtenue qu'en élevant le rendement moyen d'un cheval à 224 kilogrammes qui est à mon sens exagéré d'un tiers au moins.

On peut sans doute objecter qu'un grand nombre de chevaux qui meurent exténués par la fatigue ou par les maladies, conséquence d'un excès de travail ou d'un mauvais régime, n'auraient pas succombé si les propriétaires avaient eu la faculté de les vendre pour la boucherie à un prix supérieur à celui que donne l'équarrisseur. A cela, je répondrai que la masse des chevaux âgés et à la veille d'être mis hors de service, est généralement maigre et n'acquiert que très-difficilement l'état de demi-embonpoint qu'on recherche chez les ruminants destinés à la boucherie. Il ne faut pas non plus dissimuler que, dans l'opinion du consommateur, la viande du cheval sera toujours de qualité inférieure et que sa valeur devra toujours être moins élevée que celle provenant de la vache ou du bœuf dite *basse viande;* car si le prix est égal, cette dernière sera indubitablement préférée à la première par les classes pauvres. Or, les chevaux hors de service sont très-chers, en raison de la grande consommation qu'on en fait pour élever les sangsues; et ce sera là une autre cause de l'élévation du prix de la viande de cheval.

Aussi, tout en reconnaissant que la viande de cheval est de bonne qualité, qu'elle peut dans certaines circonstances exceptionnelles être utilisée avec avantage pour la nourriture de l'homme, je ne suis pas cependant persuadé que la vente publique, aux mêmes conditions que la vente de la chair des autres animaux, soit exempte de danger.

Je reste convaincu, et l'expérience ne tardera pas à le démontrer, que ce n'est que dans un nombre très-restreint de grandes villes qu'une boucherie de ce genre pourrait s'approvisionner d'une manière continue; ce serait même, m'a-t-on assuré, les difficultés d'un approvisionnement régulier qui auraient empêché le docteur X.... de profiter du privilége que lui avait accordé la préfecture de la Seine. Dans de pareilles conditions, ne faudrait-il pas craindre que le boucher ne cherchât à alimenter l'étal en achetant clandestinement la chair des animaux morts de maladies et celles de chevaux abattus pour des maladies contagieuses? La police, malgré une surveillance active, éviterait difficilement cette infraction à la règle.

En résumé, je crois, à considérer les choses du point de vue économique et du point de vue de l'hygiène publique, que l'administration peut tolérer sans danger, dans une certaine mesure, la consommation de la viande de cheval, mais qu'elle agit sagement, en prohibant la vente de cette viande, et en se réservant le droit absolu d'apprécier les cas particuliers où il lui semblerait opportun de l'autoriser.

2° *Usage de la chair pour la nourriture des animaux.* La viande de cheval ne sert absolument que pour la nourriture des animaux. Pendant longtemps, la police a donné des permis pour faire entrer dans Paris celle destinée à cet usage; les chiens dogues, les boule-dogues, les chiens de combat, étaient notamment alimentés avec cette viande; aujourd'hui encore, on en fait une grande consommation pour la nourriture des animaux carnassiers du Jardin des Plantes.

Depuis la création de l'abattoir des Vertus, la police ne permet plus la sortie de cette viande; celle qui est livrée au Jardin des Plantes provient de chevaux qui sont tués sur place par les soins d'un équarrisseur.

Autrefois, on élevait un grand nombre de porcs dans des cours attenantes aux clos d'équarrissage des environs de Paris. Ils étaient exclusivement nourris avec les débris crus des cadavres d'animaux morts ou abattus; quand ils étaient engraissés de cette manière, on les vendait ensuite aux charcutiers de Paris qui les alimentaient pendant quinze jours avec des grains ou des farineux avant de les abattre. Mais il arrivait souvent qu'on conduisait directement les cochons ainsi engraissés sur les marchés de Saint-Germain ou de La Chapelle, et, comme si on eût connu la provenance de ces animaux, ils auraient subi, sur le marché, une très-grande dépréciation, leurs vendeurs avaient soin de la dissimuler.

Le meilleur usage qu'on puisse faire des débris cadavériques, c'est sans contredit de les utiliser pour la nourriture et pour l'engraissement des porcs; la porcherie créée par M. Yvart à l'École d'Alfort, a été alimentée, jusqu'au jour de sa suppression, souvent d'une matière exclusive, avec la chair et les issus de cheval. Cet exemple trouva de nombreux imitateurs; partout où il fut possible de réunir une quantité d'animaux morts ou hors de service, suffisante pour faire de l'équarrissage, on a vu s'élever des porcheries, et leur nombre aujourd'hui serait considérable si les municipalités, par un zèle mal compris, ainsi que je le démontrerai plus loin, n'eussent refusé l'autorisation nécessaire pour monter des établissements de ce genre.

Les porcs appètent beaucoup la viande et la préfèrent à toute autre nourriture; à la porcherie d'Alfort, j'ai vu souvent ces animaux laisser les aliments végétaux pour se jeter sur la viande qu'on leur distribuait dans la cour ou sur un cadavre dépouillé; ils mangent avec voracité la chair musculaire, les viscères, le foie, la rate, les intestins, le cœur; ils s'entretiennent tout aussi bien et sans le moindre inconvénient pour leur état naturel et pour la qualité de leur viande.

Ce fait est établi par une expérience de plus de vingt années. M. Yvart et M. Magne, qui ont dirigé pendant longtemps la porcherie de l'École d'Alfort, ont constaté, l'un et l'autre, les bons effets de cette alimentation. Durant une grande partie de l'année, les porcs y étaient soumis d'une manière exclusive; la viande leur était donnée pour ainsi dire à discrétion et toujours sans accident aucun ; M. Magne n'a remarqué que quelques cas de diarrhée de courte durée, conséquence d'une indigestion. Cet auteur conseille seulement de tenir à la disposition des animaux de l'eau fraîche qu'ils boivent souvent et avec beaucoup d'avidité.

Certaines personnes ont reproché aux substances animales de rendre les porcs féroces et voraces; M. Magne fait observer avec raison que ce reproche n'est pas fondé; il a vu et j'ai vu moi-même, à la porcherie de l'École, des poules, des canards et des jeunes poulets vivre, sans accident, en communauté avec les porcs.

A l'École d'Alfort, ces animaux étaient non-seulement nourris, mais encore engraissés avec de la viande crue; comparées à la chair et à la graisse des porcs soumis au régime végétal, la chair et la graisse de ceux qui sont alimentés avec la viande ne présentent pas au premier aspect de différence sensible; mais à un examen plus attentif, on voit que celles-ci sont moins fermes, moins résistantes et plus juteuses que celles-là; aussi, tout en leur étant égales en qualité, quand elles étaient consommées immédiatement, elles se conservaient moins bien et s'altéraient plus facilement et dans un temps plus court.

Le charcutier de l'École avait remarqué que le lard et la viande se salaient plus difficilement, notamment dans la saison chaude, et qu'ils résistaient moins aux alternatives de température de la cave où se préparaient les salaisons.

C'est dans le but de donner plus de résistance à la viande et de lui enlever une partie de l'eau dont elle est imprégnée, qu'on avait l'habitude à l'École d'Alfort de nourrir avec de l'orge en grain ou en farine les porcs engraissés avec de la viande de cheval.

Cette alimentation animale convient parfaitement aux cochons; ceux nourris et engraissés à l'École étaient généralement dans un état d'obésité extrême; ils pesaient en moyenne, d'après M. Magne, de 55 à 70 kilogrammes à sept ou huit mois.

L'engraissement commençait ordinairement à cet âge; on associait alors la viande à 1 kilogramme de farine de pomme de terre ou d'orge; au début de l'engraissement, suivant les calculs de

M. Magne, les porcs augmentent de 500 à 550 grammes par jour, et vers la fin de 700 à 750 grammes.

Il est regrettable que M. Magne, dans son excellent *Traité d'hygiène vétérinaire appliquée,* n'ait pas étudié d'une manière comparative les résultats obtenus dans l'engraissement avec la viande crue, la viande cuite et les diverses substances végétales qui entrent ordinairement dans la nourriture de ces animaux ; mais il ressort de l'ensemble des observations de cet honorable professeur que le régime animal s'est constamment montré favorable à l'engraissement.

MM. Payen et Richard (*Précis d'agric.*) rapportent des expériences faites avec les têtes de moutons dépouillées, qui établissent la puissante influence que la nourriture animale exerce sur la production de la graisse.

Voici ces expériences : deux porcs, après avoir mangé 45 kilogrammes de chair cuite de têtes de moutons, avaient gagné en poids 16 kilogrammes, tandis que deux autres cochons de même race et au même âge, nourris durant le même temps avec un mélange de 30 kilogrammes de gluten humide et 14 kilogrammes de fécule, n'avaient augmenté que de 8 kilogrammes.

Cependant, sous le rapport de l'azote et du carbone, les rations étaient équivalentes; la principale différence dans leur composition était donc la quantité de graisse représentant 6 kilogrammes 7 hectogrammes dans la première, et seulement 2 kilogrammes 5 hectogrammes dans la seconde.

Une autre série d'expériences fut entreprise comparativement sur des lots de quatre porcs, nourris les uns avec la viande de têtes cuites, les autres avec des pommes de terre, plus un peu de seigle et de carottes, dans des conditions d'ailleurs égales : les lots nourris à la viande gagnaient de 101 à 105 kilogrammes, tandis que, dans le même temps, les lots mis au régime végétal n'augmentaient que de 50 à 53 kilogrammes.

En définitive, ces expériences montrent que la majeure partie de la graisse des aliments est assimilée, avec des modifications, dans les tissus de ces animaux, et que l'augmentation de poids considéré comme formé pour 100 parties, de 50 kilogrammes d'eau, 33 kilogrammes 3 hectogrammes de graisse et 16 kilogrammes 6 hectogrammes de substance azotée, correspond avec cette hypothèse.

J'ai cité ces expériences pour démontrer combien il est utile de faire servir la chair des animaux morts ou abattus, soit seule, soit associée aux substances végétales, à l'entretien et à l'engraissement des porcs. Puisse l'autorité en comprendre l'importance; elle mettra peut-être moins d'obstacle à l'établissement de clos d'équarrissage, et parlant à l'utilisation des débris qu'ils fournissent.

Depuis quelques années, il s'est établi, en province, des chantiers d'équarrissage en vue de faire en grand l'élevage et l'engraissement des porcs, de fournir à la culture un engrais très-riche et à l'industrie une de ses matières premières. L'établissement le plus complet est celui qui a été créé à Presles (Oise), par les soins d'un homme très-intelligent, M. Hette.

Directeur d'une très-grande culture, il a annexé à la ferme et sur une très-vaste échelle, l'élève du porc, l'élève des sangsues et la fabrication du sucre. Non-seulement il tire parti des cadavres d'animaux qui meurent dans la localité, mais encore il fait acheter des chevaux dans les marchés environnants.

Le cheval est d'abord mis dans les étangs; quand il ne fournit plus un aliment suffisant aux sangsues, on l'abat, on le dépouille, on le dépèce, on le met dans une chaudière et on fait ce qu'on appelle un premier bouillon; les débris sont ensuite placés dans une deuxième, puis dans une troisième cuve et on obtient ainsi un deuxième et un troisième bouillon. La cuisson s'opère à la vapeur; avec l'aide d'un robinet placé au fond des cuves on retire toute la graisse. Les trois bouillons sont donnés aux jeunes porcs, la viande détachée des os associée à la pulpe provenant de la distillerie de betterave, est placée dans une quatrième cuve; le mélange est cuit de nouveau à la vapeur et sert exclusivement à la nourriture des porcs à l'engrais.

Les os sont transformés sur place en noir animal, qu'on livre à la sucrerie annexée à la ferme. Avec le sang et les débris divers résultant de l'équarrissage, on fait des engrais et des composts. M. Delafond a lu à la Société impériale et centrale d'agriculture un mémoire relatif à l'exploitation de Presles, qui malheureusement n'a jamais été publié.

La volaille, et notamment les canards, s'engraissent avec une très-grande facilité avec la chair de cheval, que l'on donne soit hachée, soit coupée en petits morceaux; mais c'est surtout le foie que la volaille appète le plus et dont l'usage est plus favorable à l'engrais que celui de la chair musculaire.

Cela dépend peut-être de la plus grande quantité de sucre qui se trouve normalement dans cet organe. Quoi qu'il en soit, les canards et les volailles alimentés de cette manière deviennent tellement gras dans le court espace de trois semaines à un mois, qu'ils ne sont presque plus mangeables. J'ai vu des poules porter dans l'abdomen, sous le croupion, des pelotes de graisse qui arrêtaient les œufs dans l'oviducte. D'après quelques expériences que j'ai faites, il serait préférable d'employer la viande de cheval, cuite et mélangée dans la proportion d'un tiers des substances végétales.

Les chiens, du moins ceux qui sont maintenus à l'attache, paraissent supporter moins facilement que les autres animaux la nourriture avec la viande de cheval. Toutes les fois que j'ai soumis, pendant quelques mois, les chiens abandonnés au chenil de l'École, à cette alimentation, je les ai vus maigrir d'abord, puis contracter une diarrhée chronique, et, plus tard, une maladie cutanée.

La viande de cheval reçoit encore d'autres destinations; elle entre pour une certaine proportion dans la fabrication des saucissons. A Châlons-sur-Saône, un industriel se livre à ce genre de commerce; en Belgique, aux portes de Bruxelles, cette fabrication est tolérée par la police (M. Verheyen); cette viande est employée également à faire des engrais et des composts.

Dans les clos d'équarrissage où la police défend de faire servir la viande à l'entretien et à l'engraissement des porcs, elle est soumise, ainsi que je l'ai indiqué plus haut, à l'action de la presse, puis ensuite à la dessiccation, puis elle est pulvérisée et employée à titre d'engrais, soit seule, soit associée à la poudrette.

La viande desséchée est composée d'après M. Payen :

1° Matière animale.	84,78
2° Phosphate de chaux.	2,40
3° Substances terreuses.	2,82
4° Eau.	10,00
	100,00

Elle renferme 13, 23 pour 100 d'azote, chiffre qui correspond à celui obtenu par MM. Payen et Boussingault.

Dans d'autres exploitations on emploie la viande fraîche à titre d'engrais. A cet effet, on saupoudre les débris dépecés, avant de les enfouir, avec de la chaux vive, pour faciliter leur décomposition, et au bout d'un mois on ouvre la fosse; on enlève les os, on mêle la chair avec de la chaux, de la terre et on forme ainsi un compost.

En Belgique, ce compost est préparé d'une autre manière : on dépose la chair dans une fosse au milieu d'une masse de fumier, tous les jours on la remue et on y ajoute une quantité nouvelle de fumier frais. Sept chevaux suffisent pour fertiliser un hectare. (Gust. Heuzé, *Cours d'agric. prat.*) Je connais un particulier du département du Gers qui fabrique, avec les cadavres enfouis, un terreau excellent qui produit sur la vigne un effet merveilleux.

3° *Emploi des peaux.* Les peaux sont ordinairement ployées fraîches en plusieurs doubles et livrées immédiatement aux tanneurs.

A Paris, c'est M. Reulos qui fait de cette tannerie une spécialité et qui les achète en plus grand nombre.

Il est parvenu, par des procédés particuliers, à donner aux cuirs du cheval la souplesse qui leur manque naturellement et que ne leur communiquent pas les procédés ordinaires du tannage.

Le cuir de cheval est employé principalement pour la fabrication des chaussures; comme il est poreux, qu'il absorbe facilement l'humidité, il est en grande partie exporté dans les pays chauds. C'est aux procédés perfectionnés de M. Reulos que l'industrie est redevable de l'emploi plus général qu'elle fait aujourd'hui de la peau de cheval. Dans son état naturel, cette peau est dure, cassante, *cornée*, pour me servir d'une expression du métier, défaut qu'elle partage, quoique à un moindre degré, avec la peau de l'âne. Elle le doit à un durcissement de la couche la plus profonde du derme; cette couche s'aperçoit très-bien sur la peau tannée, et se détache même de la partie que les tanneurs appellent la fleurs du cuir; elle se brise aussi facilement qu'on brise une lame mince de corne desséchée.

Le cuir du bœuf ne présente aucun de ces caractères du cuir de cheval. Cette particularité m'a conduit à trouver des différences anatomiques très-curieuses dont on n'a pas que je sache encore parlé. (*Voy.* l'art. Peau.) Les membranes intestinales du cheval présentent la même particularité que la peau; elles sont tellement cassantes et friables, que le boyaudier ne peut en tirer aucun parti.

4° *Emploi de la graisse.* La graisse est le produit le plus recherché et celui qui donne le plus de bénéfice à l'équarrissage; le cadavre a d'autant plus de valeur qu'il en contient une proportion plus considérable.

Pendant longtemps, la graisse des animaux morts, était perdue comme tous les autres débris cadavériques. Ce n'est qu'en 1750 qu'on comprit tout le profit que l'industrie pouvait en retirer; on commença d'abord à la faire servir à l'éclairage des réverbères. (Giraud, *Acad. des sciences*, 1786.) Et aujourd'hui encore, les émailleurs et les ouvriers qui travaillent le verre à la lampe, la préfèrent aux huiles végétales, parce qu'elle donne plus de chaleur, qu'elle ne s'épaissit pas, et que la flamme en est toujours égale.

La fluidité naturelle qu'elle conserve à une température très-basse l'a fait utiliser pour faciliter le jeu des métiers, des filatures de laine, de coton et des machines à vapeur. Pour cet usage, elle est préalablement distillée, et perd alors l'odeur pénétrante qu'elle répand, quand elle sort des abattoirs ; on se sert encore de la graisse de cheval pour imprégner les cuirs de harnais, des souliers, pour la fabrication de savon, etc.

Dans les campagnes, extraite du cadavre par le procédé simple que j'ai indiqué plus haut, elle sert à enduire les essieux et à divers autres usages domestiques, où les corps gras sont employés. Le prix de la graisse du cheval est déterminé par le cours des huiles sur les marchés.

5° *Emploi des tendons*. Les parties tendineuses, notamment l'extrémité des membres, détachées au genou et au jarret, de manière à conserver les cordes des muscles extenseurs et fléchisseurs (*patins* des bouchers) servent à la fabrication de la colle-forte, de la gélatine et de l'huile dite de pied de bœuf.

Dans les grands chantiers d'équarrissage, ces parties ne sont pas soumises à la dessiccation ; on les livre immédiatement aux fabricants. On connaît le grand usage qu'on fait de la gélatine dans les arts industriels et culinaire ; il n'entre pas dans notre cadre d'en parler.

6° *Emploi des os*. Les os des animaux, qui, il y a une soixantaine d'années, étaient à peu près abandonnés, constituent aujourd'hui une branche de commerce importante. Ils servent à divers usages : les os longs et compactes, dits *os de travail*, sont utilisés par les ouvriers boutonniers, tabletiers et tourneurs d'ivoire ; avec les os spongieux et gras, on fabrique d'abord de la gélatine, et on les brûle ensuite ; les os secs ou maigres sont employés pour la fabrication du noir animal.

La chimie industrielle en retire encore divers autres produits, une huile pyrogénée (*l'huile animale de Dippel*), des sels ammoniacaux, des phosphates, etc.

Leur usage le plus général consiste à faire du noir qui, après avoir servi à la fabrication des sucres et des vinaigres, constitue un excellent engrais, très-recherché par les agriculteurs.

On voit aujourd'hui, dans l'enceinte même des clos d'équarrissage, des hauts fourneaux où l'on opère la calcination des os pour obtenir le noir ; c'est un progrès que les villes doivent encourager dans l'intérêt de l'hygiène publique.

7° *Emploi du sang.* Le sang, soit à l'état frais, soit desséché, trouve de nombreuses applications dans l'industrie ; on sait qu'il peut servir soit à la fabrication du bleu de Prusse, soit au raffinage du sucre, soit à former des engrais, soit enfin à nourrir des animaux.

Pendant quelques années, le sang était desséché et livré ensuite au commerce, pour être utilisé principalement à la fabrication du bleu de Prusse ; mais depuis que l'industrie exploite d'une manière plus économique les matières organiques diverses, le sang, du moins à Paris et dans plusieurs clos d'équarrissage de province, n'a plus cette destination ; il sert à former des engrais et des composts très-estimés. On l'a aussi fait servir à la nourriture de la volaille ; mais comme la viande est d'un emploi plus commode, d'une conservation plus facile, on la préfère au sang.

8° *Emploi des issues.* Les issues ou les organes internes, tels que les intestins, le foie, la rate, les reins, les poumons, le cœur, sont employés principalement pour fabriquer des engrais. A l'abattoir des Vertus, contrairement aux règlements qui obligent les équarrisseurs à les jeter dans les chaudières avec les os et les chairs musculaires, on les transporte sur le fumier et on les saupoudre avec de la chaux ou de la poudrette de manière à former un engrais très-azoté.

9° *Cornes, sabots.* Les sabots, les cornes sont employés à divers usages par les fabricants de peignes, de tabletterie, de coutellerie, etc. Les débris de ces substances, réduits en poudre ou en petits morceaux, servent d'engrais, ou on les mélange à d'autres matières animales destinées à la fabrication du bleu de Prusse, de sels ammoniacaux, etc.

10° *Crins, poils.* Ces produits, après avoir subi certaines préparations, qu'il n'entre pas dans mon sujet de faire connaître, sont utilisés par différentes industries.

Les crins servent à la fabrication de certains boutons, de tamis, de toiles, de cordes ; les poils sont employés par les tapissiers, les matelassiers, les bourreliers. Enfin, les équarrisseurs tirent encore parti des fers, et des caboches. Dans certaines localités, et dans certains clos d'équarrissage, les débris des animaux servent à la fabrication d'un produit particulier qui ne laisse pas que d'avoir une certaine valeur commerciale. Nous voulons parler de la production des vers connus sous le nom vulgaire d'*asticots*. A cet effet, on étale les intestins sur une couche meuble de terre et on les recouvre de paille, afin de les préserver de l'action trop directe du soleil. Les matières en putréfaction attirent les mouches, principalement celles connues des naturalistes sous le nom de *musca cæsar, musca carnivor, musca vivipare,* qui déposent soit des œufs, soit des larves sur ces produits putréfiés. Au bout de quelques jours, à la place de ces matières animales on trouve une masse grouillante, composée d'une myriade de ces asticots que l'on utilise pour la nourriture des volailles et des faisans, et pour la pêche à la ligne.

On voit, d'après cet exposé sommaire, que toutes les parties des animaux morts ou abattus sont utilisées pour les besoins de l'industrie et de l'agriculture.

Plusieurs auteurs ont cherché à déterminer la valeur en argent qu'on peut tirer d'un cheval. M. Payen, entre autres, a établi que le produit, dans les chantiers d'équarrissage de Paris, s'élève à 63 francs *minimum*, et à 114 francs *maximum*.

TABLEAU du poids des différentes parties d'un cheval.

	CHEVAL de volume moyen.		CHEVAL en bon état.	
	kil.	gr.	kil.	gr.
Peau	34	»	37	»
Sang	18	500	20	810
Crins courts et longs	»	100	»	220
Fers et clous	»	450	1	800
Sabots	1	500	1	860
Viscères et issues, boyaux, foie, cervelle, etc.	36	»	39	»
Tendons	2	»	2	100
Graisse	4	150	31	500
Chair musculaire (viande)	164	»	203	»
Os décharnés complétement après la cuisson	46	»	48	500
Poids totaux des cadavres	306	700	385	790

TABLEAU ESTIMATIF de la valeur en argent des divers produits d'un cheval.

	CHEVAL DE VOLUME MOYEN.						CHEVAL EN BON ÉTAT.					
	POIDS en kilogr.		PRIX du kilo.		VALEUR en francs.		POIDS en kilogr.		PRIX du kilo.		VALEUR en francs.	
	kil.	gr.	fr.	c.	fr.	c.	kil.	gr.	fr.	c.	fr.	c.
Peau fraîche ou passée dans un lait de chaux léger.	34	»	»	40	13	60	37	»	»	50	18	50
Crins courts et longs. . .	»	100	1	»	»	10	»	220	1	40	»	30
Sang cuit et pulvérulent calculé, soit en raison de la quantité de nourriture qu'il remplace pour les chiens ou les poules, soit comme engrais. . .	9	»	»	30	2	70	10	»	»	30	3	30
Fers et clous.	»	450	»	50	»	22	1	800	»	50	»	90
Sabots supposés réduits en râpure.	1	500	1	20	1	80	1	860	1	20	2	23
Viscères et issues employés à faire naître des asticots pour l'engrais des volailles, ces vers comptés pour leur équivalent en nourriture des poules.	8	»	»	20	1	60	9	»	»	20	1	80
Vidange des boyaux comme fumure.	20	»	»	5	1	»	22	»	»	5	1	10
Tendons trempés dans un lait de chaux et desséchés.	»	500	»	60	»	30	»	525	»	60	»	31
Graisse fondue.	4	150	1	20	4	98	31	500	1	20	37	80
Chair musculaire cuite et divisée pour servir de nourriture aux poules, chiens, etc., ou comme engrais approprié aux cultures locatives. . . .	100	»	»	35	35	»	130	»	»	35	45	50
Os bien décharnés pour le noir animal.	46	»	»	5	2	30	48	500	»	5	2	42
Valeur totale des produits. . .					63	60					114	16

Ces chiffres sont basés sur la quantité moyenne des matières premières extraites d'un cheval de volume ordinaire, et d'un cheval en bon état, et sur la valeur en argent, obtenue par la vente ou l'utilisation de ces matières.

Le produit de l'équarrissage d'un cheval fixé par M. Payen m'a paru exagéré. A Paris même, où l'exploitation se fait en grand et de la manière la plus intelligente et la plus économique possible, on arrive difficilement au chiffre moyen de 88 fr. 88 c.

Pour le prouver, il suffit d'examiner avec attention le second tableau. On voit, en effet, que M. Payen estime à 35 fr., minimum et à 45 fr. 50, maximum, le produit qu'on peut retirer de la chair d'un animal, quand on l'emploie à la nourriture des porcs et des volailles. C'est là évidemment un chiffre exagéré, de même que celui auquel il fixe la valeur du sang et des issues. Et la preuve, c'est qu'à Paris, où on peut retirer le plus de profit de ces derniers produits, l'équarrisseur les abandonne au fermier de l'abattoir pour *un franc*. Il n'en serait certainement pas ainsi si la chair avait la valeur que pense M. Payen. Malgré l'exagération des calculs établis par ce savant, je dois reconnaître que les travaux de ce chimiste ont rendu un service réel à l'agriculture et à plusieurs industries, en appelant l'attention sur les avantages qu'on pouvait retirer de l'exploitation bien comprise de l'équarrissage.

La valeur des cadavres ou des chevaux destinés à être abattus peut être si variable suivant le poids, la taille, l'état d'embonpoint ou de maigreur des animaux; l'intelligence du chef de l'établissement qui achète et qui vend les matières premières joue un si grand rôle dans la prospérité, apporte des variations si notables dans les bénéfices que donne l'équarrissage, que je ne crois pas qu'on puisse les apprécier d'une manière absolue. C'est le cas dans l'espèce d'appliquer le proverbe « tant vaut l'homme, tant vaut le métier. » En effet, tel équarrisseur retirera d'un même cadavre plus de produits et les vendra plus avantageusement que tel autre. L'essentiel, c'est qu'on sache que l'équarrissage devient une industrie rémunératrice lorsqu'elle est conduite par un homme actif et capable.

B. DE L'ÉQUARRISSAGE SOUS LE RAPPORT DE L'HYGIÈNE PUBLIQUE.

Pendant longtemps, on a cru que les chantiers d'équarrissage étaient un foyer d'infection, dont les émanations étaient malfaisantes et nuisibles à la santé de l'homme; aussi l'administration a-t-elle cherché, à toutes les époques, à faire enfouir les cadavres abandonnés sur la voie publique et à éloigner des centres de population l'équarrissage. Les habitants voisins ont parfois même adressé des plaintes si vives, que souvent cette industrie a été mise en question; aujourd'hui même, les craintes qu'elle inspire sont si grandes, qu'il est excessivement difficile d'obtenir l'autorisation d'établir un clos d'équarrissage.

On comprend, du reste, la répugnance générale que fait naître la vue d'un établissement de ce genre. C'est, en effet, un triste spectacle que celui de l'abatage des chevaux et du dépècement des cadavres. Puis, comme le fait observer avec raison un savant hygiéniste, M. Tardieu, malgré les progrès accomplis, il s'en faut de beaucoup que les phénomènes de putréfaction soient complétement supprimés dans les chantiers d'équarrissage, le travail des cadavres est toujours accompagné du développement de miasmes infects, repoussants; le repos prolongé des matières animales, notamment des os, la malpropreté presque inévitable de ces chantiers, l'odeur fade et nauséabonde qui se dégage des chaudières, deviennent pour tout le voisinage d'une incommodité extrême, surtout pendant les chaleurs de l'été. Il faut dire encore que la présence des débris d'animaux y appelle un nombre incalculable de rats; leur multiplication est tellement rapide, que bientôt toute la localité en est infestée. On comprend que les populations voisines s'opposent à la création de semblables établissements si incommodes et si désagréables sous tant de rapports. Cependant c'est à tort que l'on a prétendu que les émanations provenant des cadavres et des matières animales en putréfaction étaient nuisibles à la santé publique. Dans le but d'élucider cette importante question d'hygiène, l'administration l'a fait étudier à diverses reprises par une commission prise dans le sein du conseil de salubrité de la Seine.

Deyeux, Pariset et Parmentier (*Ann. d'hyg. publiq.* 1832) ont fait en 1810 des recherches sérieuses dans divers clos d'équarrissage de Paris et des environs; toujours et partout ils ont constaté que les ouvriers qui y sont employés et leur famille jouissent d'une excellente santé.

Parent-Duchâtelet, qui a fait des clos d'équarrissage l'objet de ses études de prédilection, a également dit dans ses nombreux travaux que ces établissements n'exerçaient aucune influence nuisible sur l'état sanitaire des personnes qui vivent dans leur intérieur ou qui habitent leur voisinage. (*Ann. d'hyg. publiq.*, 1832, 1835 et 1836.)

Si les miasmes qui s'échappent des cadavres ou des substances animales en putréfaction ne sont pas nuisibles, il n'en est pas de même des matières virulentes qui pénètrent accidentellement dans l'économie. Parent-Duchâtelet seul a nié (*voy.* ENFOUISSEMENT) que les maladies contagieuses des animaux, telles que le charbon, la morve, le farcin, puissent se transmettre par voie d'inoculation ou d'infection aux ouvriers employés dans les clos d'équarrissage; il s'appuyait, pour soutenir cette opinion, sur l'insouciance et l'indifférence que manifestent ces ouvriers à l'égard des provenances des animaux : « Tous les animaux, dit ce savant hygiéniste, sont dépouillés et dépecés de la même manière, qu'ils soient atteints ou non de maladies contagieuses; et telle est l'incurie des ouvriers qu'ils ne s'inquiètent aucunement de leurs blessures. »

Les exemples nombreux de communication à l'homme du charbon, de la morve, du farcin méconnus pendant longtemps sont aujourd'hui si évidents depuis les travaux de M. Rayer sur ce point, qu'il importe beaucoup que ceux qui manipulent les débris d'animaux morts de maladies contagieuses soient bien pénétrés et bien prévenus de cette transmission possible, afin que, dans l'exécution des différentes opérations qu'ils effectuent, ils prennent les précautions nécessaires pour éviter les conséquences de ces inoculations virulentes.

On peut dire, en résumé, que si les clos d'équarrissage sont incommodes par la mauvaise odeur qu'ils répandent, cependant lorsque l'autorité exige que toutes les conditions de salubrité soient remplies, ils n'exercent pas une influence nuisible sur la santé publique. Aussi est-il à désirer, dans l'intérêt de l'hygiène, que les administrations locales soient à l'avenir plus tolérantes lorsque des particuliers leur adressent une demande tendant à établir des *chantiers d'équarrissage*. Ils offrent d'autant moins d'inconvénients que les moyens de désinfection, qu'on peut aujourd'hui mettre en pratique d'une manière très-économique, feront disparaître l'odeur et toutes les autres causes d'insalubrité.

C. DE L'ÉQUARRISSAGE AU POINT DE VUE DE LA POLICE SANITAIRE.

A toutes les époques, l'administration s'est préoccupée des accidents qui peuvent résulter de l'abandon des cadavres sur la voie publiques surtout pendant le cours des épizooties, où ils deviennent un foyer d'infection et de contagion, dangereux pour l'homme et pour les animaux. C'est pour éteindre ce foyer que les règlements sur la police sanitaire prescrivent très-expressément d'enfouir ces cadavres. Mais telle est souvent l'incurie des propriétaires, qu'ils se bornent à les transporter dans un lieu écarté, à les jeter dans une fosse et à les recouvrir d'une petite couche de terre; il est rare que la fosse soit faite d'une manière convenable.

L'enfouissement pratiqué dans ces conditions non-seulement ne répond pas au but que la législation sanitaire a dû en attendre, mais il est encore une source de contagion d'autant plus redoutable qu'elle est ignorée.

Je ne reviendrai pas ici sur les inconvénients et les dangers qu'entraîne l'enfouissement des cadavres. Des considérations que j'ai développées à l'article que je lui ai consacré, il ressort de la manière la plus évidente qu'il y a avantage, sous le double rapport de l'hygiène publique et de la police sanitaire, à permettre l'établissement de clos d'équarrissage.

Les ouvriers qui y sont employés enlèvent promptement les cadavres, ils les chargent très-vite et les transportent dans des voitures spéciales, dites d'*équarrisseur;* ils les dépouillent avec l'habileté ordinaire à des gens du métier; enfin les produits sont dans la journée même transformés sur place ou livrés aux industries qui les utilisent. On voit donc que, presque sans danger pour les hommes qui l'exploitent, un clos d'équarrissage a pour résultat d'éteindre, à leur source, les germes contagieux. On a craint, à une certaine époque, que ces chantiers ne fussent un danger pour les chevaux qui les fréquentent et pour ceux du voisinage, on en avait même fait un motif d'opposition contre les demandes d'autorisation adressés à l'administration.

Parent-Duchâtelet, qui a tant fait pour éclairer les questions qui se rattachent à l'hygiène publique, a répondu à ces objections par les faits les plus patents.

Si les débris cadavériques, a dit cet auteur, pouvaient, soit par leur contact, soit par leurs émanations, communiquer aux animaux qui fréquentent les clos d'équarrissage les maladies (charbon, farcin, morve) dont ceux qui les ont fournis étaient atteints, on observerait nécessairement ces maladies plus souvent. Qui ne sait, au contraire, que les chevaux d'équarrisseurs qui transportent les cadavres, qui habitent les écuries situées dans l'enceinte même des chantiers, que les chevaux des vidangeurs, des plâtriers, des acheteurs, des vendeurs d'engrais animaux, qui circulent à l'intérieur et à l'extérieur, ne sont pas plus souvent atteints de la morve, du farcin, que les animaux d'une administration n'ayant aucun rapport avec les établissements de ce genre?

Je pourrais citer un grand nombre de faits confirmatifs de ceux rapportés par Parent-Duchâtelet; M. Macquart m'a assuré n'avoir remarqué que très-exceptionnellement ces deux maladies parmi les chevaux qui servent à l'équarrissage.

On peut donc dire d'une manière générale et sans nier la possibilité de la contagion qu'elle s'observe rarement à la suite des rapports plus ou moins directs des animaux avec les débris cadavériques provenant d'animaux morts de maladies contagieuses.

En résumé, les clos d'équarrissage sont utiles à la police sanitaire; ils rendent plus faciles l'application des mesures qu'elle prescrit; ils peuvent, en outre, prévenir les maladies contagieuses et mettre obstacle à leur propagation, en permettant d'opérer une rapide transformation des cadavres.

D. CRÉATION DES CHANTIERS AMBULANTS D'ÉQUARRISSAGE, A LA SUITE DES ARMÉES EN CAMPAGNE.

Au nombre des causes de destruction que la guerre traîne fatalement à sa suite, il faut comprendre les immenses foyers d'infection résultant de l'accumulation des cadavres des animaux tués. Après une grande bataille, les animaux restent abandonnés sur les lieux où la mort est venue les frapper; bientôt, la putréfaction s'en empare, d'autant plus vite que la température est plus élevée. Pendant que la décomposition de ces matières animales s'opère, il se répand au loin une puanteur insupportable et des miasmes putrides dont l'influence est souvent funeste à la santé du soldat épuisé par les souffrances physiques et morales. Cette influence se fait d'autant plus sentir que souvent, comme cela s'est vu durant le siége de Sébastopol, par exemple, l'armée doit, contrainte par les nécessités de la guerre, séjourner d'une manière continue dans un espace très-restreint.

Je me suis demandé si pour faire disparaître cette cause d'insalubrité qui, jointe à plusieurs autres, n'est pas étrangère peut-être au développement du typhus de l'homme, il ne serait pas utile de permettre à des équarrisseurs de choix de suivre les armées.

Un homme actif, intelligent, pourvu d'un matériel et d'un outillage convenable, secondé par des ouvriers habiles, organiserait bien vite un service complet.

Les cadavres seraient dépouillés comme ils le sont dans les conditions ordinaires. On étendrait les peaux pour les dessécher ou bien on les salerait et on les expédierait aux tanneurs exactement comme on expédie les cuirs de diverses tanneries de France ou des divers ports de mer étrangers ; puis, au moyen de chaudières montées sur des charriots, à l'instar de ceux qui parcourent les pays vignobles pour la distillation des vins, on pourrait opérer la cuisson, en vase clos, de la chair, des os et des débris, et les transformer en engrais. Un industriel bien pénétré du but qu'il veut atteindre, parviendrait certainement sans difficulté à approprier les procédés de MM. Salmon, Payen, Seguin, etc., à l'équarrissage ambulant et aux conditions exceptionnelles au milieu desquelles il se pratiquait.

Quand on voit l'agriculture demander au Pérou et à d'autres parages éloignés un de ses principaux engrais, il est permis d'espérer que les produits animalisés extraits par la cuisson et la calcination des cadavres se placeraient utilement sur les marchés français.

L'hygiène de l'armée, l'hygiène des populations victimes de la guerre, l'industrie, le commerce et l'agriculture trouveraient, j'en suis persuadé, d'incontestables avantages à tirer parti des cadavres d'animaux qui couvrent la terre le lendemain d'une bataille.

Puisse l'idée de la création de chantiers d'équarrissage ambulants rester à l'idée de théorie! mais si jamais il survenait des événements de nature à la rendre susceptible d'être appliquée, je la recommande à la sollicitude de l'administration supérieure de la guerre.

E. LÉGISLATION APPLICABLE AUX CLOS D'ÉQUARRISSAGE

Les chantiers d'équarrissage sont rangés dans la première classe des établissements réputés insalubres, dangereux et incommodes. A ce titre, il doivent être éloignés des habitations particulières, mais suivant M. Trébuchet, il n'est pas nécessaire qu'ils soient éloignés de l'enceinte des villes.

Cette matière importante d'hygiène publique et de salubrité est régie par le décret du 15 octobre 1810 et par l'ordonnance réglementaire du 14 janvier 1815.

Aux termes des obligations imposées par cette législation, les industriels qui veulent créer un abattoir ou un clos d'équarrissage sont tenus de remplir certaines formalités que je vais résumer ici d'une manière sommaire. J'engage ceux de mes lecteurs, qui auraient le désir de connaître cette législation dans tous ses détails, à lire le *Code administratif des établissements insalubres ou dangereux*, par M. Trébuchet; le *Traité de la salubrité dans les grandes villes*, par Montfalcon et Polinière; le *Dictionnaire d'hygiène publique* de M. Tardieu, et le *Traité pratique d'hygiène industrielle* de M. Vernois.

La demande en autorisation doit être adressée au préfet du

département et au préfet de police pour le ressort du département de la Seine. Elle doit être accompagnée de deux plans : l'un indiquant la configuration du sol et la situation qu'occuperait l'établissement par rapport aux habitations et aux grandes voies de communication ; l'autre ferait connaître la disposition intérieure.

Cette demande en autorisation doit être affichée dans toutes les communes à 5 kilomètres de rayon et doit y rester pendant un mois. Il est, en outre, procédé par le maire de la commune où doit être placé l'établissement, à une enquête *de commodo* et *incommodo* auprès des habitants.

Cette enquête, rédigée par les maires, se compose de renseignements recueillis par eux-mêmes ou communiqués par tous les intéressés ; elle constitue une des formalités les plus importantes de celles qui doivent précéder l'autorisation.

Toutes les pièces sont transmises au préfet, qui les soumet au conseil de salubrité et au conseil de préfecture s'il y a des oppositions.

Quand toutes ces formalités sont accomplies, le préfet adresse toutes les pièces de l'instruction au ministre du commerce, avec une proposition ; puis, après l'avoir soumise au conseil d'État, le ministre propose au chef du gouvernement un arrêté de refus ou d'autorisation, que le préfet est chargé de faire exécuter.

F. LÉGISLATION APPLICABLE AUX ÉQUARRISSEURS.

Les équarrisseurs sont tenus de remplir certaines formalités et de se conformer à certaines obligations prescrites par les arrêts ou les ordonnances de police relatifs à l'équarrissage.

Je relate ici la dernière ordonnance du préfet de police de la Seine, parce qu'elle peut servir de règle et de modèle dans le cas où les autorités municipales de quelques villes voudraient réglementer la profession d'équarrisseur.

ORDONNANCE CONCERNANT LES ÉQUARRISSEURS
(du 15 septembre 1843).

Nous, conseiller d'État, préfet de police,

Vu : 1° l'ordonnance de police du 24 août 1811, concernant les équarrisseurs ;

2° L'ordonnance du 15 octobre 1841, concernant la police et l'ouverture de l'abattoir et de l'atelier d'équarrissage d'Aubervilliers ;

3° La loi des 16-24 août 1790 ;

4° Les arrêtés du gouvernement du 12 messidor an VIII (1er juillet 1800), et du 3 brumaire an IX (25 octobre 1801) ;

5° Le décret du 17 mai 1809, art. 156 ;

Ordonnons ce qui suit :

1° Toute personne exerçant ou voulant exercer la profession d'équarrisseur sera tenue d'en faire la déclaration à la préfecture de police, en indiquant le matériel dont elle est pourvue ; ce matériel devra être approuvé par nous.

2° Les charrettes ou voitures destinées au transport des animaux devront être construites de manière à ne laisser échapper aucun liquide et à ne pas laisser voir ce qu'elles contiennent. Elles seront d'ailleurs, préalablement à leur usage, soumises à la vérification des agents que nous désignerons à cet effet. Elles seront ensuite revêtues d'une estampille particulière. Indépendamment de la plaque dont les voitures doivent être pourvues, conformément à l'art. 9 de la loi du 3 nivôse an VI, et à l'art. 34 du décret du 23 juin 1806, les équarrisseurs seront tenus de faire peindre sur un endroit apparent de leurs voitures, en lettres de 6 centimètres au moins, leur nom, profession, domicile, ainsi que l'indication du siége de leur établissement.

3° La voiture de l'équarrisseur devra toujours accompagner les convois d'animaux vivants.

Il est défendu de faire entrer dans Paris des animaux morts ou vivants destinés à l'équarrissage.

5° Il est défendu d'abattre et d'équarrir les animaux dans Paris. Ces opérations ne pourront être faites hors de Paris que dans des établissements légalement autorisés.

6° Les animaux morts enlevés dans Paris, de même que les animaux vivants destinés à l'équarrissage, ne pourront être conduits au clos d'équarrissage que de minuit à six heures du matin en été, et à huit heures du matin en hiver.

Les animaux qui seront dirigés du marché aux chevaux sur l'abattoir devront suivre pour y arriver l'itinéraire suivant : les boulevards, le pont d'Austerlitz, la rue de la Contrescarpe, les quais du canal Saint-Martin jusqu'à la barrière de Pantin, et le chemin de ronde extra-muros jusqu'à la barrière des Vertus. (Ordonnance de police du 15 octobre 1841, art. 48.)

7° Les chevaux morveux ou farcineux, et tous les autres animaux attaqués de maladies contagieuses, morts ou vivants, devront être conduits directement et immédiatement au clos d'équarrissage, sans qu'on puisse les faire stationner, sous aucun prétexte, dans quelque lieu habité que ce soit.

8° Les équarrisseurs devront, sur la réquisition qui leur en sera faite, enlever immédiatement les animaux morts sur la voie publique ou chez les particuliers.

9° Les contraventions aux dispositions de la présente ordonnance seront déférées aux tribunaux compétents, sans préjudice des mesures administratives qu'il y aurait lieu de prendre suivant les cas.

10° L'ordonnance de police précitée du 24 août 1811 est rapportée.

11° Les sous-préfets des arrondissements de Saint-Denis et de Sceaux, les maires et les commissaires de police des communes rurales, les commissaires de police de la ville de Paris, le chef de la police municipale, les officiers de paix, le directeur de la salubrité, l'inspecteur contrôleur de la fourrière, l'inspecteur général des halles et marchés, l'inspecteur de l'abattoir d'Aubervilliers et les préposés de la préfecture de police, sont chargés, chacun en ce qui le concerne, de l'exécution de la présente ordonnance, qui sera imprimée et affichée dans toute l'étendue du ressort de la préfecture de police.

Elle sera, en outre, adressée à M. le colonel de la garde municipale et à M. le commandant de la gendarmerie du département de la Seine, pour qu'ils en assurent l'exécution par tous les moyens qui sont en leur pouvoir.

Les préposés de l'octroi sont requis de concourir à l'exécution de l'art. 6 de la présente ordonnance qui, à cet effet, sera adressée à M. le directeur, président le conseil de l'administration de l'octroi.

Ampliation de la présente ordonnance sera adressée à M. le pair de France, préfet de la Seine.

Le conseiller d'État, préfet de police, G. Delessert.

L'arrêt du conseil d'État du roi, applicable à toutes les maladies contagieuses, s'occupe de l'équarrissage. Aux termes de l'art. 8 : « Sa Majesté autorise lesdits commissaires départis et « leurs subdélégués à commettre dans les villes, bourgs et villages, « tel nombre d'équarrisseurs qui sera jugé nécessaire, lesquels « SEULS pourront faire l'enlèvement et l'équarrissage des animaux « morts dans les arrondissements qui leur seront prescrits, aux- « quels il sera délivré sans frais une commission par lesdits « sieurs intendants et subdélégués, sans qu'aucuns autres puis- « sent s'immiscer dans l'équarrissage des chevaux et des bes- « tiaux, à peine de prison. »

Ces prescriptions sont très-sages; et il est regrettable que l'administration, dans le cours des épizooties de typhus qui, à diverses époques, ont ravagé la France, n'en ait pas tenu un compte suffisant. Certainement la contagion se serait moins répandue, elle aurait fait moins de ravages si, au lieu de faire enlever les cadavres ou de faire assommer les malades incurables par les soins des propriétaires, on eût eu recours aux équarrisseurs de profession. Je crois avoir suffisamment démontré que seuls, par leur habileté, par le matériel dont ils disposent, ils sont aptes à faire cet enlèvement avec le moins d'inconvénients possibles pour l'hygiène publique et pour la police sanitaire.

Paris, — Imprimerie de W. Remquet et Cie, rue Garancière, 5.

246

www.ingramcontent.com/pod-product-compliance
Ingram Content Group UK Ltd.
Pitfield, Milton Keynes, MK11 3LW, UK
UKHW012112240726
13965UKWH00004B/1712